AF591085

DES

# IDÉES DE GRANDEUR

DANS LE

# DÉLIRE DES PERSÉCUTIONS

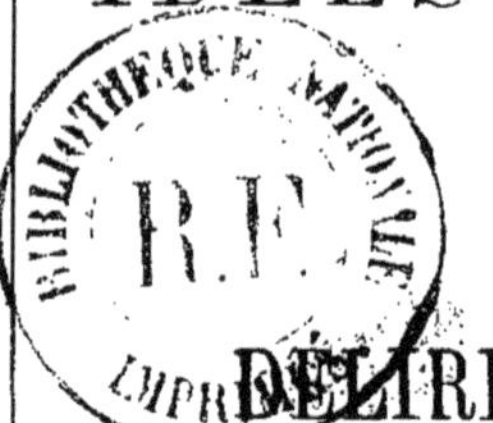


PAR

Paul-Émile GARNIER,
Docteur en médecine de la Faculté de Paris.

PARIS
V. A. DELAHAYE ET Cᵉ, LIBRAIRES ÉDITEURS
PLACE DE L'ÉCOLE-DE-MÉDECINE

1878

DES

# IDÉES DE GRANDEUR

DANS LE

# DÉLIRE DES PERSÉCUTIONS



PAR

Paul-Émile GARNIER,
Docteur en médecine de la Faculté de Paris.

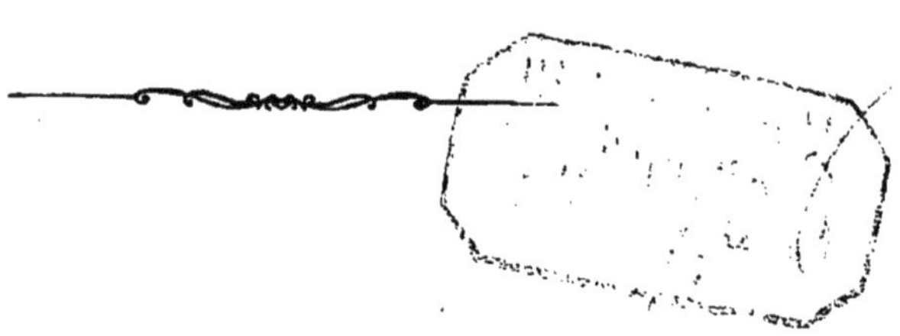

PARIS
V. A. DELAHAYE ET C^e, LIBRAIRES-ÉDITEURS
PLACE DE L'ÉCOLE-DE-MÉDECINE
1878

DES

# IDÉES DE GRANDEUR

DANS LE

# DÉLIRE DES PERSÉCUTIONS

## AVANT-PROPOS.

S'il est, en pathologie, une étude qui nous a toujours paru digne de fixer toute l'attention du médecin, c'est bien celle de l'aliénation mentale. Pour nous, ce n'a jamais été sans une assez grave appréhension que nous avons envisagé notre situation morale, à l'heure décisive où il nous faudrait déterminer le degré de responsabilité d'un criminel et dire à la loi suivant le cas : « Cet homme ne vous appartient pas!... » *Furiosus satis ipso furore punitur...* « Il suffit, dit-on souvent dans le monde, du plus vulgaire bon sens pour distinguer un aliéné de celui qui est sain d'esprit. En pareille matière, le bon sens que chacun possède est le critérium qui décide que tel individu en est privé. »

Ainsi qu'il arrive d'ordinaire, ces questions, que le vulgaire déclare si simples, sont précisément celles où les difficultés surgissent souvent formidables, telles enfin que les plus compétents parfois hésitent et se troublent. Non, ce rôle de la psychologie criminelle, auquel s'attache un intérêt d'une nature si élevée, n'est pas à la portée du premier venu. Non, cette démonstration, parfois si difficile, cette appréciation souvent si délicate des influences modificatrices de la responsabilité, ne peuvent être attribuées à un expert quelconque, fût-il le plus judicieux qui se puisse trouver. Les connaissances du juge, si elles lui suffisent dans beaucoup de cas pour éclairer sa religion, ne sauraient cependant lui permettre, en thèse générale, de se prononcer en connaissance de cause.

On contestait autrefois la compétence du médecin à éclairer la justice sur les questions de responsabilité... La science progresse chaque jour et tend de plus en plus à assurer son empire : elle ne dicte pas les arrêts, assurément, mais le plus souvent les jugements rendus sont conformes aux conclusions des médecins experts. Le temps n'est donc plus où un philosophe, de la valeur de Kant, pourrait refuser à la médecine toute compétence en cette matière, pour l'attribuer à la philosophie seule.

Pour nous donc, pénétré de ces idées et animé du légitime désir d'acquérir, dans cette branche de la médecine, des notions qui nous missent à même, le cas échéant, de nous former une opinion un peu autorisée, nous avons voulu une chose bien simple : observer des aliénés. Des mesures récentes, réclamées depuis longtemps, rendront plus facile à ceux qui ont commencé plus tard leurs études médicales, la poursuite d'un semblable but.

Nous avons eu la bonne fortune de rencontrer dans M. Magnan un savant maître, pour qui la tâche de présider à notre initiation, dans son service du bureau central d'admission, à Sainte-Anne, a été œuvre de cœur, et nous tenons à lui rendre cet hommage public. Nous nous féliciterons toujours d'avoir été à même de profiter de ses conseils, de même que nous nous honorons hautement de l'amitié qu'il veut bien nous témoigner.

---

Notre intention, dans cette étude, est d'essayer de bien mettre en lumière l'intervention de nouvelles conceptions délirantes dans le délire des persécutions et d'indiquer l'importance, au point de vue du pronostic, qu'il convient d'accorder à l'apparition de ce nouveau délire qui se surajoute au premier. Nous aurons soin aussi de chercher à établir les caractères distinctifs de ces idées ambitieuses et de les séparer ainsi très-nettement des idées de grandeur qu'on rencontre dans la paralysie générale.

Ce travail comprendra trois parties :

La première sera consacrée à une description succincte des symptômes du délire des persécutions.

La seconde partie comprendra l'étude de la mégalomanie venant compliquer le délire primitif et quelques mots au sujet du traitement.

Dans la dernière, trouveront place les observations tant personnelles que celles empruntées à différents auteurs.

---

Avant de s'engager dans la description d'une espèce nosologique, il convient de dire quelle place cette forme particulière occupe dans la classification des maladies.

Deux grands groupes, en aliénation mentale, comprennent les diverses formes d'altération psychique. Dans l'un, on range les formes expansives ou maniaques, pour attribuer à l'autre les formes dépressives ou mélancoliques. On est aussi convenu de reconnaître, dans l'une et dans l'autre de ces manifestations extérieures du désordre psychique, des délires que l'on distingue suivant que les facultés intellectuelles sont partiellement ou totalement lésées.

Nous ne nous attarderons pas à discuter la valeur de ces qualifications de « délire partiel, » de « délire général; » outre qu'une telle argumentation ne serait pas précisément ici à sa place, il nous semblerait en même temps assez inutile de faire des efforts à l'effet de battre en brèche des théories que tous les psychologues s'accordent à repousser aujourd'hui; on n'admet plus, en effet, le jeu isolé des diverses facultés de l'âme, doctrine qui a été la base de la division dont nous venons de parler.

Le délire des persécutions contient en lui-même sa définition et indique, à la fois, dans laquelle des deux grandes variétés des délires expansifs et dépressifs il doit être naturellement placé. C'est un syndrome qui peut mériter, si l'on conserve la division reconnue jusqu'à présent, d'être regardé comme délire partiel, en réservant la qualification de délire général à la forme dépressive proprement dite ou mélancolie.

C'est à M. le professeur Lasègue que revient l'honneur d'avoir mis en relief cette forme si intéressante d'aliénation mentale.

En 1852, le savant professeur fit paraître, dans les Archives générales de médecine, une description magistrale de la variété psycho-pathologique qui nous occupe. En quelques pages il a su créer un type clinique dont tous les aliénistes ont reconnu depuis les caractères si nets, si tranchés que M. Lasègue lui avait assignés.

Des travaux assez nombreux ont paru depuis sur ce sujet, notamment la monographie si complète de M. Legrand du Saulle. En outre, un auteur allemand (1), Krafft-Ebing, dans un ouvrage où il traite de la responsabilité criminelle dans les états de troubles intellectuels, consacre un cha-

(1) Krafft-Ebing. De la responsabilité dans les états de troubles intellectuels.

pitre assez important au délire des persécutions. On peut citer également la thèse de M. Maret. (Délire des persécutions, 1868, et un travail publié par M. Cullère dans les Annales médico-psychologiques, 1875.) Néanmoins, les travaux ultérieurs n'ont pas fait perdre au premier tableau ses lignes si caractéristiques et sur lesquelles on veut toujours jeter les yeux, alors qu'on désire se pénétrer des traits vraiment saillants de ce désordre psychique.

---

# PREMIÈRE PARTIE

## CHAPITRE PREMIER.

### ÉTIOLOGIE, FRÉQUENCE.

Tracer un tableau complet des conditions étiologiques, du délire des persécutions, ce serait présenter l'ensemble des causes qui peuvent déterminer la folie en général. Il ne peut être question ici que de quelques points particuliers, qui seront examinés brièvement.

Et d'abord, en ce qui concerne la fréquence de cette variété de délire, tous les auteurs qui s'en sont occupés, reconnaissent unanimement l'énorme proportion des délirants persécutés, au milieu des diverses formes d'aliénation mentale.

Ainsi sur 665 aliénés examinés par M. le professeur Lasègue, il s'est trouvé 96 persécutés ; sur 51 femmes atteintes de folie, M. Moreau (de Tours) a signalé 16 persécutées. Pour les hommes, la proportion est donc de 1 sur 6 1/2 seulement, tandis que chez les femmes elle est de 1 sur 3.

On s'accorde, en effet, à reconnaître la plus grande fréquence de ces conceptions délirantes chez la femme.

M. Legrand du Saulle donne la même proportion : 1 délirant persécuté sur 5 ou 6 aliénés (1).

C'est surtout entre 30 et 40 ans que l'on observe l'éclosion de ces idées délirantes. On fait remarquer avec raison

(1) Sur 157 malades reçus à l'Asile de Saint-Yon pendant une année, Maret a trouvé 40 délirants par persécution, c'est-à-dire près du quart des malades admis.

qu'à cette période de la vie surgissent les grandes luttes de l'ambition, et s'accomplissent les grands événements de l'existence. Nous serions porté à penser cependant que l'on ne fait peut-être pas une assez grande part aux cas de délire de persécution observés chez des adolescents : ces faits sont certainement communs, et il est indispensable d'en tenir compte.

L'hérédité, comme dans toute forme d'aliénation mentale, joue ici un rôle capital. Il n'est pas toujours possible d'obtenir à ce sujet, de la part de la famille, des renseignements exacts, ce qui doit naturellement fausser les résultats des statistiques.

La transmission héréditaire peut être similaire, c'est-à-dire que les descendants sont affectés de la même forme de désordre psychique que les ascendants ; mais l'ascendant, affecté d'une variété quelconque d'altération intellectuelle, et même simplement alcoolique ou névropathe, est apte à transmettre à ses descendants le délire des persécutions.

L'hérédité du côté de la mère est plus dangereuse. M. Baillarger a démontré que sur 453 cas de folie héréditaire, l'influence maternelle s'était fait sentir 271 fois, et l'influence paternelle 182 fois seulement.

Il est généralement admis que dans le tiers des cas, environ, on peut attribuer la maladie à la transmission héréditaire. Ainsi qu'il était naturel de l'admettre a priori, l'observation démontre que les chances d'hérédité sont en raison directe du nombre des parents atteints de folie, et du degré de parenté.

Enfin, citons, comme causes occasionnelles, toutes les perturbations morales, dont l'influence ne peut guère toutefois se faire sentir que sur un terrain prédisposé par les conditions d'hérédité.

On a signalé aussi l'onanisme, les mauvais traitements infligés pendant le bas-âge, — la situation d'enfant naturel, le faible niveau intellectuel, — les pertes séminales, — lss excès alcooliques. Ainsi que l'a fait remarquer M. Magnan, il arrive ordinairement, alors, que les excès de boissons, après avoir provoqué un accès de délire alcoolique, déterminent l'apparition d'idées de persécution, lesquelles persistent alors que tout accident alcoolique a disparu.

---

## CHAPITRE II.

### SYMPTOMES.

*Division en trois périodes.*

Nous adopterons, dans l'exposé des symptômes, la division généralement admise, et d'après laquelle on reconnaît dans l'évolution des conceptions délirantes trois phases successives :

1° Une période de début, ou d'incubation ;

2° Une deuxième période, période d'état ou de systématisation ;

3° Une troisième période, période terminale ou de cristallisation. (Délire stéréotypé de Falret.)

*Première période.* — Nous n'assistons pas ici à un éclat soudain et solennel, et nous n'allons point nous trouver en présence d'une perturbation brusque et éclatante des facultés intellectuelles.

Des phénomènes d'une nature indécise vont se manifester insensiblement et constituer les prodromes de l'affection. C'est une sorte d'anxiété, par exemple, que le malade ne peut définir : un état de malaise intellectuel, non encore localisé, qui répond au frisson, suivant la comparaison de M. le professeur Lasègue.

De ce trouble inexplicable naissent l'inquiétude et la tristesse amenant après elles une dépression, une prostration générales. Peu à peu, ces phénomènes, qui n'étaient que transitoires, tendent à devenir permanents et à modifier l'état habituel, plus ou moins profondément, pour y substituer un nouveau moi, un moi maladif.

Sans rechercher encore la cause de son étrange changement, le malade se sent, pour ainsi dire, entraîné vers un but qu'il ignore : le chemin qu'il parcourt déjà est pour lui rempli de ténèbres, et il semblerait qu'il n'ose lever ses regards afin d'interroger la route.

Péniblement affecté, l'esprit ne s'arrête à aucune idée déterminée et flotte indécis entre les conceptions étranges dont quelques-unes s'apprêtent à le dominer.

« Incertain, dit M. Falret (1), et vaguement agité par un monde d'idées tout nouveau et qui contraste singulièrement avec ses préoccupations antérieures, il passe de la crainte à l'étonnement, compare péniblement son état actuel à son état passé, s'en étonne et s'en afflige, a une demi-conscience de son état, manifeste souvent la crainte de devenir aliéné. »

Ainsi donc, ce qui caractérise essentiellement cette première période, c'est le vague, l'indécision des idées, la prostration physique et intellectuelle.

Cette phase initiale est tantôt assez écourtée pour passer inaperçue ; tantôt, au contraire, elle se prolonge fort longtemps et l'on constate alors, au milieu de longues hésitations, des intervalles où l'intelligence triomphe de ce trouble particulier ; le caractère qui était devenu mobile, bizarre, irritable, redevient à peu près normal. Le malade consent alors à confesser qu'il n'a pas de sérieuses raisons pour persister dans l'état de tristesse qui l'étreignait : tout peut se borner à cette dépression passagère, s'il n'existe pas de prédisposition créée par l'hérédité.

(1) Falret. De la folie paralytique. Thèse de Paris, 1853, p. 54.

Si, au contraire, la période de début doit être rapidement franchie, le malade, sans perdre de temps en grandes hésitations, s'empresse d'admettre la validité de ses nouvelles conceptions et entre de plain-pied dans la période d'organisation du délire.

*Deuxième période*, dite de *systématisation*. — C'est à dessein que nous n'avons pas mentionné la production d'hallucinations dans la première période. Nous n'ignorons pas cependant, qu'on admet généralement ce délire des perceptions comme un symptôme fréquent du début de l'affection et servant alors de base au délire des conceptions. Nous sommes loin de répudier cette pathogénie à laquelle, au contraire, nous nous proposons de recourir plus souvent qu'on ne l'a fait jusqu'ici.

Mais nous pensons qu'il convient de ne voir dans une période dite d'incubation, que des troubles vagues, confus, indéterminés, où une hallucination spéciale ne peut encore avoir chance de se produire. Les cas, très-nombreux, à la vérité, dans lesquels la présence d'une hallucination de l'ouïe, par exemple, pour prendre le fait le plus ordinaire, a été notée dès le début de l'affection, peuvent-ils servir à prouver que le trouble sensoriel appartient à la période d'incubation?

Il est probable que cette phase initiale a été, en pareille circonstance, ou à peine ébauchée par le malade, ou se sera dérobée à l'observation.

Quoi qu'il en soit, le malade, après être resté un temps plus ou moins long, perplexe, inquiet, tourmenté, en arrive à se demander comment il peut souffrir ainsi. Faisons remarquer cependant que le malade, en remontant à la cause de ses souffrances, admet simplement l'idée de persécution sans chercher à connaître le motif pour lequel on le persécute. M. Lasègue fait admirablement ressortir cette manière de procéder, en l'opposant à celle qu'emploie l'homme sain d'esprit, en pareil cas.

Jamais il n'a éprouvé cette angoisse, et il doit enfin connaître la source et la nature de son mal. Dès lors, il va se livrer à un laborieux effort dans la recherche des causes de son trouble, et par là même il franchit ce pas qui, de la période indécise, va l'amener à la deuxième période. Jusqu'à ce moment, il a supporté passivement les sensations maladives ; à cette heure, il veut en pénétrer les motifs, et il entre dans cette nouvelle phase explicative et démonstrative au terme de laquelle il doit, le choix de la cause première étant fait, se fixer d'autant plus solidement à un point déterminé qu'il n'y sera parvenu qu'à la faveur d'une conclusion syllogistique à peu près irréprochable. Occupé d'abord à combiner les éléments de ses nouvelles conceptions, il demandera à certaines l'explication qui lui est nécessaire pour coordonner ses idées dans ce monde nouveau où il entre. Les réticences seront nombreuses, les objections ne feront pas défaut : et il n'entend se livrer, autant que possible, que sur de bonnes raisons, et sa recherche pour découvrir ces dernières est des plus consciencieuses. Il essaiera de concilier ses idées nouvelles avec sa situation actuelle et de trouver des explications à certaines contradictions qui ne manquent pas de le frapper.

C'est après ce mûr examen qu'il adopte enfin l'idée fixe. De temps à autre, pendant une durée variable, le malade émettra des réserves à l'égard de la conclusion qu'il a tirée, mais peu à peu celle-ci finit par s'imposer et la conviction tend à devenir inébranlable. Ajoutons, bien vite, que les hallucinations, dans la plupart des cas, servent à édifier ce délire ; nous dirons peu de choses ici au sujet de ces troubles sensoriels, nous réservant d'en parler dans un chapitre spécial. Le délirant persécuté, en proie à l'inquiétude, et tout entier à sa défiance, depuis l'instant où la croyance à une persécution s'est établie dans son esprit, entrevoit des ennemis parmi ceux qui l'entourent. Une conversation qu'il aura entendue lui deviendra un prétexte de penser qu'on s'est occupé de sa personne ; il trouvera un sens particulier à certains mots qui auront été prononcés. Dans la rue, il s'entend appeler par des mots injurieux ; sa maison est devenue le repaire de ses ennemis qui, par mille obsessions, lui rendent la vie insupportable. Tout son être moral est du coup profondément modifié ; la suspicion est au fond de tous ses actes, et, dans ce sentiment qui le domine, il peut englober ses proches et ses amis les plus sûrs. Dès qu'il a mis le cap sur l'idée fixe, le persécuté, devenu étranger à tout autre ordre d'idées, s'isole, se retranche dans cette sphère étroite pour vivre d'une autre vie. Souvent le malheureux délirant cherche à se soustraire par la fuite à la poursuite de ses ennemis ; il change de maison, passe de déménagements en déménagements, quitte la ville où il réside, même son pays natal et traverse parfois les mers. Il réussit quelquefois à tromper ainsi, pour un temps, son délire, mais le plus souvent les conceptions maladives réapparaissent, et quel que soit l'éloignement qu'il a pu mettre entre lui et ses ennemis.

*Troisième période* ou *période d'état.* (Délire stéréotypé de Falret.) — Dans la seconde période, nous avons vu le délirant persécuté former peu à peu sa conviction.

Cette croyance à une persécution, née du besoin de donner une explication à des impressions morbides, s'érige en un véritable système, où tout s'enchaîne et se coordonne, et cette organisation de ses conceptions délirantes a eu pour but d'étayer suffisamment l'échafaudage de son délire.

Il a désormais l'explication toute prête, et si on l'interroge, l'idée dominante se fait jour : il nous entretiendra de la police, des machinations qu'il endure par le fait du magnétisme, de l'électricité. Nous entendrons ces mots si caractéristiques, ce vocable si spécial, et dès que le délire se traduit ainsi, le médecin est fixé : il ne peut douter qu'il n'ait affaire à un délire des persécutions, à sa période d'état..... « On me travaille avec la physique..... On enchaîne mes pensées..... Ce sont des voix qui me poursuivent..... On parle par ma bouche..... On scrute mes idées..... Dans la rue, on me dit des mots malpropres....., etc., etc. » Le malade se cantonne dans une ou plusieurs de ces phrases typiques et il n'en sort plus..... En proie à des hallucinations souvent très-variées, il éprouvera invariablement les mêmes troubles sensoriels....., tout au plus y ajoutera-t-il quelques éléments nouveaux. Il est impossible de ne pas être frappé du caractère de similitude que présente le délire chez tous les persécutés. Aussi a-t-on pu dire que lorsqu'on a vu un délirant par persécution, on en a vu cent.

Cette analogie dans les conceptions délirantes inspire à M. Krafft-Ebing (1) les lignes suivantes : « Nous voyons les malades les plus différents par leur position sociale, leur âge, leur sexe, etc., délirer absolument de la même façon ; il semble que l'un copie l'autre. Preuve de plus que l'aliénation est une maladie du corps et non de l'âme, puisque comme dans les maladies physiques proprement dites, pneumonie, typhus, etc., l'organe malade réagit toujours de la même manière, abstraction faite bien entendu des légères différences individuelles. Pour que des milliers d'aliénés, par exemple, tremblent à l'idée d'une catastrophe épouvantable et imminente, ou se croient persécutés par des ennemis invisibles, et se servent, pour exprimer leur angoisse et leur délire, exactement des mêmes phrases et des mêmes mots, et cela dans tous les pays du monde, il faut bien que ce soit la même cellule, — ou le même groupe de

(1) Krafft-Ebing. De la responsabilité criminelle dans les états de troubles intellectuels, 1875, trad. du Dr Chatelain.

cellules nerveuses, — qui soit dans leur cerveau le siége d'une irritation anormale et identique. »

Tant que le persécuté a poursuivi l'organisation de son délire, on a pu le considérer comme étant en proie à la période aiguë de la maladie, si l'on veut bien considérer l'activité psychique déployée dans ce travail de coordination et de systématisation. Mais lorsque le malade a édifié, sur des bases immuables, ses conceptions maladives, lorsqu'enfin le délire est stéréotypé, suivant l'expression consacrée, l'état chronique s'affirme absolument : le délire s'est fixé ; c'est la période de cristallisation, pour nous servir de la comparaison de M. Achille Foville (1). Les quelques additions dont le délire fixe peut être susceptible ne peuvent être interprétées dans le sens d'une activité persistante.

Ce sont des corollaires de conceptions primitivement admises, et qui n'exigent pas du malade cette active recherche à laquelle il a dû se livrer, d'abord, pour trouver les éléments de son délire et les assembler de telle sorte qu'ils puissent former désormais un centre qui sera le point de départ et l'aboutissant de toutes ses idées.

Le malheureux persécuté se constitue un genre de vie en rapport avec les sensations maladives qui l'obsèdent, et, en dehors de ces dernières, il n'est rien qui ait la puissance de l'émouvoir. La mort frappant les siens, les calamités publiques aussi formidables qu'on puisse les imaginer, n'auront aucune prise sur lui. « Le citoyen a disparu, le père n'est plus, l'aliéné seul survit (2). »

Nous avons montré le délirant persécuté essayant d'échapper par la fuite aux machinations de ses ennemis. C'est ordinairement ainsi qu'il réagit, au début, contre les persécutions qu'il endure, et il est possible qu'il ne manifeste jamais autrement son désir de se soustraire à ses per-

(1) Ach. Foville. Délire des grandeurs, 1869.
(2) Legrand-du-Saulle. Délire des persécutions, 1874.

sécuteurs imaginaires. C'est là affaire de tempérament. Tel autre, au contraire, se montrera disposé à affronter, après quelques hésitations préliminaires, les adversaires qu'il aura désignés comme les auteurs de tous ses maux.

Le persécuté devient alors le plus dangereux des aliénés : à un moment donné, il va fondre sur l'ennemi imaginaire, pour assouvir sa soif de vengeance, et les actes les plus violents sont accomplis avec une assurance incroyable et avec cette conviction profonde que ceux-ci sont légitimés par une longue agression ; c'est là pour lui un cas de légitime défense. Mais nous reviendrons sur ces faits à la fin de ce travail, lorsqu'il sera question des mesures à prendre vis-à-vis des délirants persécutés.

Une particularité qui est encore de nature à faire ressortir la conviction profonde où est le malade, au sujet des persécutions qu'il subit, c'est l'idée que ses souffrances sont connues de tous et que son cas particulier est, pour ainsi dire, tombé dans le domaine public. Aussi, la première question qui lui est adressée, à l'effet d'obtenir des explications sur la nature de ses souffrances, lui paraît suspecte. Il regarde l'interlocuteur d'un air qui veut dire : « Vous voulez vous moquer de moi, pour me faire une pareille demande ! » Le presse-t-on davantage, il finit par répondre : « Vous le savez bien..., qui ne sait pas ça... ! »

Citons, pour terminer cette description succincte, le tableau que fait M. Legrand de Saulle (1) du malheureux aliéné. « Egoïste à l'excès, ombrageux, insouciant, imprévoyant, n'aimant personne et n'étant susceptible d'aucune pensée bienveillante, d'aucune action libérale, ne pensant qu'à lui-même et à ses ennemis, oubliant totalement la gestion de sa fortune, ne s'acquittant plus de ses fonctions, méconnaissant tous ses devoirs, le persécuté s'enferme en

(1) Legrand-du-Saulle. Loc. cit., p. 4.

quelque sorte dans son cercle d'anxiétés douloureuses et de misanthropie haineuse. »

DES DIFFÉRENTES FORMES DU DÉLIRE ET DÉLIRE A DEUX.

Suivant M. Krafft-Ebing (1), on peut diviser le délire des persécutions en plusieurs variétés qu'il établit surtout d'après le trouble hallucinatoire prédominant. C'est ainsi qu'il distingue :

1° Un délire électro-magnétique, variété dans laquelle l'électricité et le magnétisme jouent le principal rôle. Ce sont des sensations anormales pénibles dans les nerfs de la périphérie qui donnent au délire son caractère particulier.

Pour l'auteur que nous venons de citer, cette forme du délire s'observerait surtout à la suite d'excès vénériens ou de maladie des organes sexuels.

Quoi qu'il en soit, ces sensations pénibles sont attribuées aux machinations de puissances mystérieuses et suivant le degré de culture intellectuelle : la chimie, la physique, la magie ou la sorcellerie sont mises en cause.

2° La Toxicophobie, où le malade est persuadé que ses ennemis cherchent à l'empoisonner ; des illusions et hallucinations du sens, du goût, lui fournissent les éléments de ce délire. Nous verrons, en parlant des hallucinations du goût, quelle torture s'impose le malade lorsqu'il est en proie à ces conceptions maladives.

A vrai dire, beaucoup de ces malades, au lieu de n'avoir que des hallucinations du goût, comme paraît le croire l'auteur allemand, ont en réalité des hallucinations de la sensibilité générale ; par exemple, ils se plaignent de tiraillements d'estomac, de coliques, etc., etc.

3° Querulant-Wahsinn, mot intraduisible en français et

(1) Krafft-Ebing. Loc. cit.

venant sans doute de Querulus, qui aime à se plaindre, qui cherche chicane.

Il y aurait chez le « Querulant » un mélange d'idées orgueilleuses ou expansives et d'idées dépressives ou de persécution.

Cette variété est assez vaguement définie par l'auteur de ces catégories du délire. Ce sont principalement des persécutés devenant persécuteurs, réclamant sans cesse au sujet de jugements rendus contre eux, diffamant et menaçant les autorités. On peut les rapprocher de ces hypochondriaques intentant des procès aux médecins pour soins inintelligents ou cherchant à en tirer vengeance ; malades ordinairement fort dangereux, car ils poursuivent leurs projets avec une ténacité extrême.

4° Enfin on peut décrire une dernière variété sous le nom de « Panophobie ou mieux Pantophobie, » où la crainte naît à propos de toute chose.

Le malade interprète à sa façon tous les phénomènes qui l'entourent : le moindre détail lui est un sujet de croire à la malveillance d'autrui, mais ce délire entre plutôt dans la mélancolie.

A vrai dire, pour nous, cette distinction du délire en ces variétés plus ou moins tranchées, est un peu spécieuse et ne présente pas un grand intérêt.

Dans les deux premières formes, nous voyons le caractère prédominant de l'hallucination déterminer la distinction. Partant de là, il est évident qu'on peut créer autant de variétés qu'il y a de phénomènes hallucinatoires suffisamment précis et intenses.

*Délire à deux.* — Lorsqu'un aliéné mis en contact suffisamment prolongé avec une personne douée du jeu régulier de ses facultés mentales, réussit à convaincre celle-ci de la réalité des conceptions maladives qui lui sont propres, il y a ce qu'on est convenu d'appeler délire à deux. Hâtons-nous de dire que les choses, si elles se passent ordinairement de cette façon, peuvent suivre également une autre marche. Il peut arriver, en effet, que deux personnes, et principalement lorsque des liens de parenté assez étroits existent entre elles, soumises aux mêmes influences héréditaires, vivant de la même vie, se mettent à délirer et chacune pour son propre compte. Mais avouons qu'il doit être rare de voir le trouble psychique envahir simultanément et comme parallélement les intelligences de deux personnes, quand même les conditions signalées plus haut existeraient.

Ordinairement donc c'est une influence de contact qu'il faut voir dans le délire à deux. Mais cette influence se fera d'autant mieux sentir qu'elle s'exercera sur un parent, un frère, une fille par exemple, puisque les conditions héréditaires constituent déjà, chez celui qui doit être délirant passif, un facteur très-important pour le développement du délire. Aussi, observe-t-on presque toujours le délire à deux entre une mère et son enfant, entre deux frères, etc. En dehors de ces conditions, le délire peut être transmis par un malade dont l'intelligence plus cultivée, la position plus élevée établissent une supériorité sur le délirant passif (1). Ainsi la maîtresse pourra influencer sa servante et le mari sa femme et réciproquement, et dans des circonstances analogues.

Dans le délire des persécutions, le délire à deux s'observe assez fréquemment ; si le persécuté trouve à sa portée un cerveau mal équilibré, il exercera sur lui l'ascendant que lui prête sa supériorité, et finira par lui inoculer ses conceptions maladives. Si le délirant passif vient à être soustrait à l'influence du délirant actif, il remonte rapide-

(1) M. Legrand du Saulle a surtout contribué à faire connaître ces particularités du délire à deux.

ment la pente où il s'était vu entraîner, si toutefois, cependant l'action de l'un sur l'autre n'a pas été une simple cause occasionnelle de la manifestation du délire qui existait déjà en puissance, ainsi qu'il arrive dans les familles dont les altérations psychiques sont en quelque sorte le patrimoine.

---

## CHAPITRE III.

### DES HALLUCINATIONS DANS LE DÉLIRE DES PERSÉCUTIONS.

Il nous a paru utile de tracer un tableau des divers troubles hallucinatoires qui se montrent dans le délire des persécutions. Nous avons préféré, dans la description que nous avons esquissée, mettre en relief le côté logique du délire, la coordination de toutes les conceptions maladives et la création d'un système d'explications conformes aux idées qui dominent le malade. En résumé, c'est l'exposé du délire des conceptions que nous avons fait; nous essaierons maintenant de donner une idée du délire des perceptions.

Nous étudierons successivement les hallucinations de l'ouïe, de l'odorat, du goût et enfin de la sensibilité générale.

*Hallucinations de l'ouïe.* — Ces troubles sensoriels ont une importance telle, dans l'affection qui nous occupe, que l'on peut se demander si elle peut exister sans eux. Ce serait évidemment exagérer leur importance si réelle, que de vouloir en faire le symptôme nécessaire du délire des persécutions. M. le professeur Lasègue a su faire ressortir la fréquence des hallucinations auditives qu'il regarde comme

(1) Lasègue. Délire des persécutions, in Arch. gén. de méd., 1852.

pathognomoniques; ces sensations maladives constituent le fait capital du délire. A ce phénomène si caractéristique, ce savant maître oppose les hallucinations visuelles, lesquelles, au contraire, par le fait seul de leur production, doivent faire repousser l'idée qu'on a affaire à un délire des persécutions. « Le persécuté est incapable de créer des hallucinations visuelles, et il suffit qu'un malade accuse des visions pour que je n'hésite pas à affirmer qu'il appartient à une autre classe de délirants. (1).

Il est certain, en effet, que les hallucinations de la vue sont rares dans le délire des persécutions, et lorsqu'elles se montrent, il y a lieu de penser, de prime abord, que le délirant a eu des habitudes alcooliques.

Les hallucinations visuelles s'observent assurément dans le délai des persécutions, quoique le fait soit rare, disons-nous, et en tout cas, lorsqu'elles se produisent, elles diffèrent grandement des hallucinations des alcooliques, qui voient des flammes, des reptiles, des bêtes féroces, etc., etc.

A quelle époque du délire se montre ordinairement l'hallucination de l'ouïe? On s'accorde à reconnaître que ce phénomène n'appartient pas à une phase déterminée de l'affection. Il peut se montrer à peu près au début, ou seulement dans la période d'état. C'est dire qu'il n'est pas indispensable pour la formation des conceptions délirantes, bien que, le plus souvent, il serve de base à ces dernières.

L'illusion peut précéder quelquefois assez longtemps l'hallucination. La malade, à des bruits réellement entendus, saura donner une interprétation qui réponde à ses préoccupations intimes. Il sera passé près d'un groupe, et dans le murmure confus des voix, il aura distingué un mot prononcé d'une certaine façon et qui doit être certainement à son adresse. Il ne faudrait pas croire pourtant que l'illusion doit précéder forcément l'hallucination ; ce serait tout

(1) Lasègue. Loc. cit.

à fait contraire à ce que l'on observe le plus ordinairement; et pour prouver que l'hallucination peut se former d'emblée, il suffit de citer les cas signalés par M. Baillarger et dans lesquels les hallucinations auditives s'étaient produites malgré une surdité complète. Le plus souvent donc, c'est un phénomène purement subjectif qui se montre spontanément sans avoir été amené par un phénomène objectif préalable.

Les hallucinations auditives peuvent reposer sur des sensations maladives de nature très-variées; mais cependant on retrouve, chez laplupart des malades, une terminologie caractéristique dans l'expression de ces troubles. Tantôt c'est une seule voix qui est entendue, tantôt plusieurs, ou bien ce sont de simples chuchottements. Quelquefois, les voix ne sont entendues que le jour, ou la nuit seulement; enfin les hallucinations peuvent être à la fois diurnes et nocturnes. Ce sont des menaces, des injures, des calomnies qui sortent des murailles, du sol, pouvant venir enfin de tous les côtés, du plafond, des planchers, des cheminées; elles poursuivent le malade dans la rue, et sans relâche. Le malheureux persécuté essaie-t-il d'y échapper par une brusque disparition, il n'est pas longtemps sans ressentir de nouveau ces troubles sensoriels. (Mais il n'en doitpas moins subsister le fait du soulagement plus ou moins prolongé qui se produit le plus souvent en pareil cas.) Ses ennemis ont découvert sa retraite, ont suivi sa trace et le voilà de nouveau à leur merci.

Le trouble hallucinatoire a souvent, comme point de départ, une disposition particulière de l'esprit du malade, à l'endroit de certains faits dont il redoute la divulgation... Un délirant persécuté atteint de blennorrhagie entend dire sur son passage. « Il est pincé... » Une femme ayant contracté la syphilis, dit qu'on l'appelle « la femme pourrie, »

Un individu ayant été mêlé aux événements de la commune entendait crier : « Voilà le communard, etc., etc. »

Un phénomène bizarre se produit aussi quelquefois : tel délirant persécuté se dit sous l'influence alternative de voix qui le poussent, les unes à droite, les autres à gauche : il a ce qu'il appelle lui-même ses bonnes et ses mauvaises voix. Ballotté entre ces forces contraires, le malade se dit neutralisé ; il n'est plus que le triste jouet d'influences auxquelles il ne peut se soustraire et se voit condamné à assister, inerte, au triomphe de l'une ou l'autre de ces puissances rivales. Quelquefois cependant, il réagit au profit de l'une contre l'autre.

Il peut arriver enfin, mais seulement à une période avancée de l'affection, qu'une hallucination auditive ouvre au malade un horizon nouveau, et ce trouble sensoriel servira de base à de nouvelles conceptions délirantes, d'une nature particulière. Nous voulons parler de ces voix qui apprennent au malade qu'il est un grand personnage, un prince, un roi. Nous aurons l'occasion de revenir sur ce point spécial quand il sera question du délire ambitieux surajouté au délire des persécutions.

Notons, pour terminer ce qui a trait aux hallucinations de l'ouïe, que les malades demandent, bien rarement, au sens de la vue, l'explication de ces sensations maladives, car non-seulement les hallucinations visuelles font défaut, mais encore, comme le fait remarquer M. Lasègue, le persécuté ne cherche pas, le plus souvent, à se servir de la vue dans la mesure légitime et raisonnable, afin de surprendre ses ennemis en flagrant délit de provocation. Quelquefois le malade prétend que ceux qui le persécutent sont cachés près de là ; il ne tiendrait qu'à lui de les découvrir, mais il n'y songe pas.

Notons enfin la différence qui existe entre les hallucinations auditives de l'alcoolique et celles du délirant persécuté. Chez ce dernier, en effet, l'hallucination est presque toujours la même.... elle est fixe et fatigue le malade par sa monotomie persistante... Ce seront toujours ces mots par exemple: «Oh! voleur... voleur!..» Au contraire, l'alcoolisé a des hallucinations multiples, mobiles et variées à l'infini.

*Odorat.* — Nous aurons peu de choses à dire au sujet des hallucinations du sens de l'odorat, car elles ne peuvent fournir prétexte à des considérations d'une nature particulière. Nous voulons seulement établir que les troubles de l'olfaction sont loin d'être rares dans le délire des persécutions. Chez quelques malades même, ils prédominent suffisamment pour donner au délire une tournure spéciale. Nous avons eu l'occasion d'observer, à Sainte-Anne, une malade chez laquelle les hallucinations olfactives, bien que coexistant avec des troubles des sens de l'ouïe et du goût, dominaient toute la scène morbide : elle trouvait, disait-elle, une odeur de *noix* à tout ce qui l'entourait, elle était plongée dans un milieu à odeurs infectes : des tuyaux pratiqués de tous côtés, dans les murailles, étaient destinés à donner passage à des odeurs de soufre, de latrines, etc., etc.

Les hallucinations olfactives ne se montrent, généralement, qu'après les troubles auditifs qui sont presque toujours les premiers en date; en outre, elles sont accompagnées le plus souvent de troubles du sens du goût.

*Sens du goût.* — Les sensations maladives qui reposent sur des troubles hallucinatoires du sens du goût ont servi à Krafft-Ebing (1) pour caractériser une variété particulière du délire des persécutions, qu'il nomme la toxicophobie.

Les malades tourmentés par les hallucinations du goût se présentent, en effet, sous un aspect un peu spécial. Rien n'égale les tortures qu'endurent ces malheureux, pour-

(1) Krafft-Ebing. Loc. cit.

suivis, sans trêve, par la crainte du poison que leurs ennemis savent répandre partout. C'est surtout de ces persécutés que l'on peut dire qu'ils vivent d'une vie à part. Perpétuellement en défiance, le moindre détail est pour eux l'indice révélateur de la présence de la substance pernicieuse. Afin de diminuer les risques d'empoisonnements, ils s'astreignent à une nourriture particulière et en viennent même, tant leurs soupçons s'étendent, à ne plus vouloir s'alimenter. Leurs parents, leurs amis les plus chers, n'échappent pas à leur méfiance.

« Souvent, le toxicophobe se condamne à ne plus vivre que de substances végétales ; il va lui-même acheter ses aliments dans les endroits où il n'est pas connu, il fait lui-même sa cuisine, ou change chaque jour de restaurant. Si, par hasard, il est atteint de coliques, de catarrhe d'estomac ou des intestins, — et cela lui arrive facilement avec un régime aussi irrégulier, — il voit dans ces symptômes des preuves irrécusables qu'on a de nouveau attenté à sa vie ; il étudie les contre-poisons (1). »

*Troubles de la sensibilité générale.* — Nous avons pu voir au début de cette étude, en parlant de l'état de malaise général auquel est en proie celui qui ébauche les conceptions maladives particulières au désordre psychique qui nous occupe, que la sensibilité générale, dès la période prodromique, subit une altération dont le caractère vague et diffus ne diminue pas la valeur.

Quant aux hallucinations de la sensibilité générale, leur importance et leur fréquence ne sauraient être méconnues dans le délire des persécutions. Nous pourrions presque les mettre sur le même rang que les troubles auditifs. Mais les hallucinations de la sensibilité générale appartiennent ordi-

(1) Krafft-Ebing. Loc. cit.

nairement à une phase différente du délire, et quand on les voit coexister avec les hallucinations auditives, presque toujours ces dernières ont été le phénomène primitif. Les troubles de la sensibilité générale semblent donc marquer en quelque sorte le progrès du mal. Nous ne croyons pas qu'il soit exagéré de dire qu'à la période d'état, ces hallucinations sont aussi fréquentes que les hallucinations auditives. Ces dernières quelquefois même, très-rarement cependant, après avoir alimenté le délire pendant ses premières étapes, le laissent en route, si nous pouvons ainsi dire, et les troubles de la sensibilité générale, soit isolément, soit avec le concours de sensations maladives du goût ou de l'odorat, marquent une nouvelle phase du délire. N'est-ce pas à des hallucinations de la sensibilité générale qu'il faut rapporter, bien souvent, cette terminologie étrange dont se servent les malades pour exprimer leurs sensations morbides? Les fameuses secousses électriques ne sont-elles pas, à elles seules, suffisamment la caractéristique du délire des persécutions à sa période d'état? Les troubles de la sensibilité thermo-électrique se montrent très-souvent dans la période de systématisation, et leur importance est telle que Krafft-Ebing en fait une des variétés du délire des persécutions, ainsi que nous l'avons déjà mentionné (1).

Ces sensations anormales, rapportées à l'électricité et au magnétisme, et qui donnent au délire son caractère particulier, seraient l'expression excentrique d'altération de la moelle épinière et du cerveau, ou bien résulteraient de la sphère sexuelle, car, dit Krafft-Ebing, il est remarquable de voir combien souvent ce délire apparaît à la suite d'excès vénériens ou de maladies des organes sexuels ?

Enfin les troubles de la sensibilité générale peuvent avoir pour siége la plus grande partie des différents appareils de

(1) Krafft-Ebing. Loc. it.

l'économie. C'est ainsi que souvent les muscles sont affectés de ces sensations morbides.

« Un jeune homme, délirant par persécution, dans ses promenades solitaires, s'arrêtait parfois brusquement et se retournait vivement comme pour chercher une personne qui eût été proche. On devait croire que l'hallucination de l'ouïe provoquait ce mouvement, mais le malade s'expliquait fort bien à cet égard ; il recevait, disait-il, des coups à la nuque, aux mollets, dans les reins, qui lui étaient donnés par des êtres invisibles qui s'acharnaient à sa poursuite (1). »

Un autre malade, atteint d'un délire systématisé avec idées de grandeur et de persécution, était affecté d'un tic douloureux à la face, et de douleurs névralgiques dans les nerfs dela première paire, et il les attribuait à des décharges électriques que ses ennemis lui envoyaient à distance (2).

En outre,beaucoup de persécutés éprouvent des crampes.

Il n'est pas rare d'observer un trouble de la sensibilité générale consistant dans un mouvement de translation du corps. Certains persécutés se plaignent qu'on les soulève, qu'on les transporte au fond de précipices, qu'on les suspend au-dessus d'un abîme.Un malade, que nous avons observé à Sainte-Anne, se plaignait d'avoir été transporté, par des ennemis invisibles, au haut des tours Notre-Dame, et balancé dans l'espace. Un autre se sentait brusquement jeté à bas de son lit.

Parfois les hallucinations sont localisées dans les organes génito-urinaires, principalement chez la femme. « Une jeune malade de notre service prétendait sentir parfaitement l'introduction d'un corps chaud dans le vagin (3). »

(1) Semal. De la sensibilité générale et de ses altérations dans les affections mélancoliques. 1875.
(2) Semal. Loc. cit.
(3) Semal. Loc. cit.

Une autre malade éprouvait des contacts dans les parties génitales, et les attribuait à son frère, versé dans l'art de la magie. Un autre persécuté racontait que ses organes génitaux étaient le siége de mouvements étranges et de secousses, du fait de ses ennemis.

Certains malades se plaignent qu'on leur lie bras et jambes, afin de se livrer sur eux à des pratiques honteuses.

M. Legrand du Saulle (1) rapporte différents cas de ce genre : ... Tel se dit empoisonné avec le nénuphar, qui porte son action nuisible sur la masse cérébrale et les parties génitales ; ... tel autre affirme qu'on l'épuise avec des *soutiroirs locomotifs;* ... une dame enfin se plaint d'une surexcitation génésique qu'elle attribue à quelque drogue, à l'action de laquelle on l'aurait soumise, etc., etc.

Un malade, dont l'observation est rapportée dans l'excellente thèse de M. Broc (2), dit que des femmes malhonnêtes viennent souiller sa couche ; des sodomistes abusent de son sommeil.

Nous avons recueilli, aux leçons professées à Sainte-Anne par M. Magnan, l'observation d'un malade qui prétendait qu'une femme se servait de lui, la nuit, à son insu et contre sa volonté ; et celle de Louise D..., en proie à des sensations voluptueuses qu'un de ses voisins, disait-elle, pouvait provoquer chez elle, au moyen de l'électricité, et dans le but de l'attirer chez lui.

Enfin, ces troubles de la sensibilité générale peuvent consister en sensations de tiraillements, de contact, de piqûres, de souffles, etc., etc. Citons, pour terminer ce chapitre, le fait assez bizarre de cette malade dont l'observation est consignée dans la monographie de M. Legrand de Saulle (3).

(1) Legrand-du-Saulle. Loc. cit.

(2) Broc. Observations et réflexions sur la mégalomanie. Thèse de Montpellier, 1863.

(3) Legrand-du-Saulle. Loc. cit.

Toutes les fois que son beau-frère fumait, le mouvement de sa bouche faisait aller la sienne, elle sentait que ça tirait; quand son beau-frère jurait, son jurement répondait en elle; le tombeau passait en elle; elle avait reçu des coups de sa puissance dans une jambe, etc. Une malade de M. Magnan accuse aussi son mari et sa bonne de lui donner des gaz; aussi, va-t-elle les expulser près de sa bonne, à la cuisine, en disant : « Ceci est pour vous, cochonne; vous me les faites venir. »

---

# DEUXIÈME PARTIE

*De la mégalomanie (ou délire ambitieux) dans le délire des persécutions.*

## CHAPITRE PREMIER.

### CONSIDÉRATIONS HISTORIQUES SUR LE DÉLIRE DES GRANDEURS OU MÉGALOMANIE.

On entend par ce mot « mégalomanie » une variété du délire partiel, à forme expansive, dont l'idée prédominante est le sentiment exagéré de la personnalité. Mais, si les aliénistes sont d'accord aujourd'hui pour reconnaître cette forme d'altération psychique avec le caractère que cette définition lui assigne, il n'en a pas été toujours de même. Il nous semble utile, à ce propos, de dire quelques mots des variations par lesquelles a passé ce délire avant d'être apprécié comme il l'est de nos jours.

Dans ce rapide historique, nous aurons sous les yeux, afin de nous guider plus sûrement, le remarquable travail de M. Ach. Foville (1). Cet auteur, dans l'exposé historique qui sert d'introduction à son étude sur la paralysie générale considérée dans ses rapports avec le délire ambitieux, a su montrer excellement par quelle progression, plus ou moins rapide, le délire ambitieux, d'abord flottant indécis au milieu des diverses formes d'aliénation mentale, accolé ensuite à une nouvelle entité morbide dont il devient l'inséparable et indispensable symptôme, est doté finalement d'une indé-

(1) Foville. Délire des grandeurs et paralysie générale.

pendance complète, et constitue un délire partiel nettement défini.

C'est dans Arnold (1) qu'il est d'abord fait mention d'une folie vaniteuse, formant une des six variétés de folie admises par l'auteur anglais.

Dans cette folie vaniteuse, on peut distinguer deux sous-variétés, dans l'une desquelles dominent les idées arrêtées et systématiques, tandis que dans l'autre tout est puéril, confus, et paraît accuser un certain affaiblissement des facultés.

L'opinion d'Arnold ne prévalut pas, et l'illustre Pinel, en 1809, parle de ce délire comme faisant partie de l'une des deux variétés de mélancolie.

Il fallait, en effet, la découverte de la paralysie générale, en 1820, pour que la distinction entrevue par Arnold pût devenir un fait accompli. La création de cette nouvelle entité morbide, « le plus grand progrès qu'on puisse signaler dans l'histoire des maladies mentales, » permit de grouper autour d'elle, pour lui en faire autant d'attributs nouveaux, les symptômes épars çà et là. Aussi allait-on pouvoir rattacher à l'affection, à peine connue, les idées ambitieuses, qui semblèrent tout d'abord lui appartenir en propre et d'une façon exclusive. Bayle (2), qui a tant contribué à la découverte de la paralysie générale, dans sa description de l'arachnitis chronique, nom qu'il donne à la nouvelle entité morbide, énonce que cette affection a pour caractère de présenter toujours des idées ambitieuses, lesquelles ne se rencontrent dans aucune forme d'aliénation mentale. Pour lui, ce délire ambitieux est à la fois le symptôme nécessaire et suffisant de la paralysie générale : nécessaire, car il existe dans tous les cas; suffisant, car il n'existe dans aucune

(1) Arnold. Observations and the nature, kinds, causes and pretentions of insanity. London, 1806.

(2) Bayle. Traité des maladies du cerveau et de ses membranes, 1806.

autre forme de folie. Les idées de Bayle furent généralement adoptées, et régnèrent pendant assez longtemps. Dominé par cette croyance que les idées ambitieuses doivent constituer le symptôme exclusif de la paralysie générale, cet auteur s'oppose à ce que l'on admette comme possible la formation d'idées mélancoliques dans cette affection.

L'opinion si absolue de Bayle ne pouvait cependant manquer de provoquer bientôt une opposition parmi les différents observateurs qui s'occupèrent de l'étude de la paralysie générale.

Georget, Calmeil (1), furent les premiers à battre en brèche la théorie de Bayle. Calmeil, surtout, s'attacha à prouver que le symptôme caractéristique de la paralysie générale est l'affaiblissement des facultés intellectuelles, et, tout en reconnaissant la plus grande fréquence du délire ambitieux, il signale les idées hypochondriaques et les idées mélancoliques, et nie formellement la nécessité du délire ambitieux pour constituer la paralysie générale. En outre, il reconnaît que les idées de grandeur peuvent former une variété de folie, une monomanie distincte de la démence paralytique. Georget émet des idées analogues. Esquirol, dans son *Traité des maladies mentales*, publié en 1838, adopte les idées de Calmeil, et refuse d'admettre la valeur pathognomonique que Bayle avait voulu attribuer aux idées de grandeur dans la paralysie générale, et soutient aussi l'existence d'une monomanie ambitieuse sans paralysie.

Parchappe (2), loin de considérer le délire ambitieux comme inséparable de la paralysie générale, ne l'admet qu'une fois sur quatre dans cette affection.

Enfin, MM. Trélat, Lasègue, Linas, Billod, insistent, à leur tour, sur la non-spécificité du délire des grandeurs dans la paralysie des aliénés, et établissent formellement l'exis-

(1) Calmeil. Paralysie chez les aliénés, 1826.
(2) Parchappe. Traité de la folie, 1841.

tence d'un délire ambitieux, bien différent de celui qu'on observe dans la folie paralytique.

Une fois l'existence de ces deux formes de délire ambitieux admise, il s'agissait de tracer les caractères distinctifs de chacune d'elles. M. Baillarger, le premier, posa les bases de ce diagnostic différentiel, en insistant sur le caractère d'opiniâtreté des idées, des conséquences logiques que les malades savent en tirer dans la monomanie ambitieuse, et, au contraire, la mobilité et la contradiction de ces idées de grandeur chez les paralytiques généraux. M. Delasiauve s'étudia également à faire ressortir le caractère diffus de ces dernières, en opposition avec les idées de grandeur des monomanes, qui sont fixes, circonscrites.

Enfin, M. Jules Falret (1), dans sa très-remarquable thèse, établit d'une façon définitive ce diagnostic différentiel, par les développements qu'il a su donner à cette question, si bien présentée dans ce beau travail.

En 1858, apparaît tout à coup une nouvelle théorie : celle de la manie congestive, née du besoin de trouver une explication à certains faits de guérison, ou de prétendue guérison, dans la paralysie générale. Cette nouvelle manière d'envisager la question ne pouvait simplifier le côté spécial qui nous occupe. Les idées de M. Baillarger, bien que reposant sur des faits indiscutables, ne furent pas adoptées par la majorité des aliénistes. M. J. Falret les combattit surtout vigoureusement. La monomanie ambitieuse d'un côté, les idées de grandeur dans la paralysie générale de l'autre, peuvent donc être considérées comme les deux types de cette variété de délire. Ainsi que le fait remarquer M. Ach. Foville, des idées de grandeur peuvent être signalées dans toutes les formes d'aliénation mentale, mais d'une façon tout à fait accessoire.

(1) J. Falret. De la folie paralytique. Thèse de Paris, 1853.

Dans le but de remédier aux inconvénients du mot monomanie, M. Dagonet (1) adopte le mot mégalomanie, déjà usité en Allemagne. M. Ach. Foville (2) est disposé à accepter cette dénomination, et il insiste pour qu'on la réserve à ce délire partiel caractérisé par des idées ambitieuses, en dehors naturellement de tout symptôme de paralysie générale.

En 1863, M. Broc (3) fit de la mégalomanie le sujet de sa thèse inaugurale. L'auteur, tout en établissant la distinction entre le délire ambitieux, qu'il appelle mégalomanie, après M. Dagonet, et les idées de grandeur des paralytiques généraux, n'insiste cependant pas beaucoup sur les caractères différentiels de ces deux délires.

## CHAPITRE II

### IDÉES AMBITIEUSES SURAJOUTÉES AU DÉLIRE DES PERSÉCUTIONS.

Dans la première partie de ce travail nous avons suivi le délirant par persécution jusqu'à la phase extrême de son délire, c'est-à-dire jusqu'au moment où il est parvenu à circonscrire le domaine de ses conceptions maladives dans d'étroites limites. Nous l'avons vu, aussi, solidement établi dans ce camp retranché, d'où il défie toutes les attaques dirigées contre lui, sous forme de raisonnements destinés à saper l'édifice de ses idées.

(1) Dagonet. Traité des maladies mentales, 1862.

(2) Foville. Délire des grandeurs.

En 1874, M. Taguet publia également, dans les Annales médico-psychologiques, un travail où il passe en revue, à titre de phénomène accessoire, les idées de grandeur dans les diverses formes d'aliénation mentale.

(3) Broc. Loc. cit.

A cette période de la maladie, un phénomène particulier se produit quelquefois, sans qu'il y ait eu besoin que la période d'état fût constituée depuis longtemps. Mais il faut cependant que le début de la maladie remonte à une date assez éloignée pour qu'on ait chance d'assister à l'éclosion de ces nouvelles idées. C'est, en effet, un délire nouveau qui tente de s'établir sans effacer, du reste, le délire primitif dont il émane.

Le médecin qui tient son malade en observation pourra assister à la formation graduelle de ces conceptions ; elles ne s'annoncent pas bruyamment, et pour être interprétées à leur valeur, dès le début, il faut un observateur prévenu qui se gardera de laisser passer, sans en prendre note, une manifestation nouvelle et singulière du désordre psychique. Singulière, en effet, puisque c'est un délire à forme expansive ou maniaque qui va se greffer sur un délire à forme dépressive. En un mot le délirant persécuté, par des moyens que nous essaierons de faire connaître, a édifié un délire nouveau qui s'étaie sur les idées fixes primitives : notre persécuté, avons-nous dit, après être parti de ce fait qu'il est malheureux, qu'il souffre, en a conclu que des ennemis seuls pouvaient être la cause de ses souffraces. Ne peut-il se faire que se servant de cette conclusion comme prémisses d'un nouveau syllogisme, il en arrive à se dire que pour être ainsi en butte aux persécutions, il faut qu'il soit un personnage dont on a tout intérêt à se défaire... Il est donc quelque chose !... Le nom qu'il porte est-il son vrai nom ?... (La situation d'enfant naturel est souvent pour beaucoup dans cette croyance à une origine illustre qui aurait été dissimulée.) Au lieu d'être le fils de simples ouvriers, n'est-il pas plutôt le descendant d'une illustre famille... un rejeton royal qu'on voudrait faire disparaître ? Sans doute une substitution au berceau aura été accomplie dans le dessein de le soustraire aux dangers de toutes sortes que sa naissance pouvait attirer sur lui, mais ses implacables ennemis ont découvert la vérité et le voilà, à cette heure, l'objet de toutes leurs infâmes machinations...

Telle est la logique de ce délire, si nous pouvons ainsi parler. Mais il faut reconnaître que les choses ne se passent pas toujours ainsi.

Il n'est pas rare, en effet, qu'une hallucination de l'ouïe soit l'origine de ces nouvelles conceptions délirantes. Une voix inconnue a révélé au persécuté son vrai nom, sa véritable origine.

Ou bien encore, le malheureux halluciné a surpris des gens qui s'entretenaient de lui, et quelques mots lui ont appris « toute l'affaire... »

Nous avons déjà fait remarquer à quelle période du délire des persécutions ce délire ambitieux pouvait faire son apparition. Devait-on s'attendre à voir éclore ces conceptions délirantes à la phase du début de l'affection? *A priori*, on était en droit de supposer, par la seule considération du mécanisme d'après lequel se forment ces idées délirantes, qu'elles n'appartiennent pas à cette époque de la maladie. Ce n'est évidemment pas au milieu du vague, de l'indécision de la première période qu'on serait en droit de compter sur la manifestation d'un délire qui reconnaît une certaine logique, si l'on veut oublier le point de départ, qui, seul, est faux.

« Frappés du peu de rapport qui existe entre leur position bourgeoise et la puissance dont leurs ennemis doivent disposer pour les atteindre en dépit de tout ; entre le rôle effacé qu'ils jouent dans le monde et les mobiles impérieux qui seuls peuvent expliquer l'acharnement avec lequel on les poursuit, quelques-uns de ces malades finissent par se demander si réellement ils sont aussi peu importants qu'ils le paraissent. Une nouvelle perspective s'ouvre à leur esprit tourmenté : ce n'est plus la personnalité des autres, c'est leur propre personnalité qui se transforme à leurs yeux. Pour qu'on les traque comme on le fait, il faut, se disent-ils, que l'on ait intérêt à les perdre; c'est qu'ils portent ombrage à quelque personnage riche et puissant; c'est qu'ils auraient droit eux-mêmes à une richesse, à une puissance dont ils sont frauduleusement dépouillés; c'est qu'ils appartiennent à un rang élevé dont des circonstances plus ou moins mystérieuses les ont écartés. C'est que les gens qu'ils avaient considérés comme leurs parents ne sont pas leurs parents véritables; c'est qu'ils appartiennent en réalité à une famille de premier ordre, à une souche royale le plus souvent (1). »

Ce passage du livre de M. A. Foville met bien en évidence la filiation des conceptions délirantes... la croyance à une persécution amène, comme explication naturelle, la croyance à une personnalité illustre. Tel paraît être, en effet, le plus ordinairement le mécanisme de formation des idées délirantes; et même, quand l'hallucination paraît être le point de départ du délire ambitieux, il est permis de penser que le travail syllogistique précédent est encore pour beaucoup dans la production des idées de grandeur.

Spielmann (2) insiste particulièrement sur cette tendance du persécuté à créer une seconde personnalité dont le rang motive enfin pour lui les persécutions dont il est l'objet.

---

## CHAPITRE III

### CARACTÈRES DISTINCTIFS DU DÉLIRE AMBITIEUX DANS LE DÉLIRE DES PERSÉCUTIONS

Lorsque des conceptions délirantes à tendance ambitieuse se font jour chez le persécuté, elles revêtent le caractère de

(1) A. Foville. Délire des grandeurs, p. 346.

(2) Spielmann. Traité du diagnostic des maladies mentales. Prague s, 1855.

systématisation qui est le propre de la mégolomanie, en même temps que du délire des persécutions. Que l'idée ambitieuse soit plus ou moins fantaisiste ; qu'elle repose sur des données plus ou moins bizarres, elle est et reste telle !.. Qu'elle procède d'un trouble hallucinatoire ou se forme de toutes pièces par la logique seule du délire, elle va devenir le pivot autour duquel tourneront toutes les sensations maladives. Il ne faudra pas attendre du persécuté mégalomaniaque beaucoup de variantes dans ses conceptions ambitieuses. Le plus souvent, au contraire, nous le retrouverons toujours revêtu de la même personnalité imaginaire. Il nous a appris qu'il était le descendant de telle dynastie... Dans un an, dans dix ans, nous le reverrons sous cette même incarnation. Il ne se sera pas donné le luxe d'une transfiguration quelconque : il n'aura pas abandonné les titres qui lui assurent telle distinction, afin de se rejeter sur telle autre. Car avant tout le persécuté est conséquent avec lui-même et avec ses conceptions délirantes. Aussi, ce sera avec les meilleurs raisonnements du monde qu'il nous entretiendra des machinations ourdies contre lui à l'effet de lui faire perdre l'avantage que lui assurent sa fortune et sa naissance.

Oublions un moment que son échafaudage d'arguments, pèche par la base, et nous ne pourrons nous empêcher de constater que tout est entassé en bon ordre, assemblé d'après un système à peu près irréprochable, où chaque chose est à sa place, où tout se tient et se sert de mutuel appui.

Un fait assez singulier, étant donnée la valeur syllogistique des persécutés mégalomaniaques, c'est la facilité avec laquelle ils adoptent des conceptions ambitieuses qui les placent dans un grand désaccord avec les événements actuels. Ainsi, il ne paraît pas en coûter à ces ambitieux si déterminés, pour commettre des anachronismes formidables dans la poursuite de leurs rêves de grandeur. Il est vrai de dire que nous avons souvent affaire ici à des intelligences peu cultivées et d'un niveau peu élevé. Ajoutons que si la remarque leur est faite de l'impossibilité de la réalisation de leurs chimères, ils ne manquent pas la plupart du temps de fournir, à ce sujet, des indications qu'ils croient de nature à expliquer toute contradiction apparente, et rarement ils se trouvent pris au dépourvu... C'est une résurrection, par exemple, qui leur permet de se présenter sous le nom de tel personnage, mort depuis longtemps; ou bien, ce dernier n'était pas mort comme on l'avait supposé... etc., etc.

---

## CHAPITRE IV

### CARACTÈRES DU DÉLIRE AMBITIEUX DANS LA PARALYSIE GÉNÉRALE. DIAGNOSTIC DIFFÉRENTIEL

Les idées de grandeur constituent, comme on sait, un des symptômes importants de la paralysie générale, et bien qu'on ne soit plus disposé à voir en lui, comme le voulait Bayle, la caractéristique indispensable de cette affection, on ne saurait cependant se dispenser de le considérer comme la manifestation fréquente de l'encéphalite interstitielle diffuse. Mais, à vrai dire, ce n'est pas en tant que délire ambitieux qu'il vaut, mais bien en ce qu'il porte, comme tout produit intellectuel du paralytique général, le cachet spécial qui caractérise essentiellement la maladie: le cachet de la démence. Le délire ambitieux, comme du reste tous les autres délires, n'a de valeur dans la paralysie générale, ainsi que ne manque jamais de le faire remarquer M. Magnan, dans ses leçons, qu'en ce qu'il permet d'apprécier ce caractère de démence qui est la vraie traduction de l'encépalite interstitielle diffuse.

Voyons donc, en effet, comment s'offre à nous, le délire

ambitieux dans la paralysie générale, et pour que le tableau ait toute sa signification, choisissons un cas de délire ambitieux bien caractérisé. En quelques minutes, nous allons avoir successivement devant nos yeux un millionnaire... un inventeur prodigieux... un bienfaiteur du genre humain... un artiste du plus grand talent... un prince... un empereur... un Dieu. Nous n'avons qu'à laisser aller ce pauvre «fou heureux» et successivement les millions, les décorations, les titres nous seront distribués avec une générosité qui n'a d'égale que la satisfaction avec laquelle elle est faite. Le paralytique général, content de lui-même, au comble de tous les bonheurs, nage dans une félicité suprême.

Ce puissant empereur est assis devant nous, dans la pose la plus modeste... ne lui supposez pas une mine altière et superbe! Bien au contraire, son visage épanoui par une béate satisfaction, sa tenue qu'il ne s'occupe guère de mettre en harmonie avec ses paroles, sont loin de lui donner l'air de l'emploi. Les millions le gênaient, disait-il à l'instant, et voici la réponse qu'il fait à la demande de sa profession et du chiffre de son salaire quotidien: « Je suis terrassier... je gagne quatre francs par jour. »

En un mot, le plus complet désaccord règne entre les allégations du malade et son attitude. — Cette contradiction ne le préoccupe guère, et il est facile de voir qu'il n'a aucun souci de donner la moindre explication concernant ces apparences si profondément illogiques. — Au milieu du chaos de leurs conceptions incohérentes, les paralytiques généraux n'éprouvent nullement le besoin, pour passer d'un sujet à un autre, de chercher une transition : les idées naissent et s'expriment sans se rattacher à ce qui précède ni à ce qui suit. Ils amoncellent ainsi absurdités sur absurdités, les impossibilités sont pour eux comme si elles n'existaient pas, car ils n'en tiennent aucun compte dans l'exposé de leurs rêves d'avenir. Tel est le cachet que revêtent toutes les conceptions du paralytique général. Tout produit intellectuel, germant dans un sol profondément altéré, apporte avec lui la marque de sa dégénérescence.

Les rêves philanthropiques hantent souvent le cerveau des paralytiques généraux. Désireux de faire rejaillir sur la masse universelle le bonheur qui est leur partage, ils se préoccupent de fondations charitables, etc... Le monde sera par eux doté de l'âge d'or, moyennant un système d'après lequel chacun pourra vivre sans travailler. Tout le monde aura chevaux, équipages... Les maisons seront faites d'or... les diamants remplaceront les cailloux sur les routes, etc., etc.

Est-il vraiment nécessaire, maintenant, de s'étudier à faire ressortir la différence capitale qui existe entre de semblables conceptions, qui marquent la déchéance de la cellule cérébrale, et les idées ambitieuses qu'on peut rencontrer dans le délire des persécutions. Qu'il nous suffise d'opposer, en une formule brève, la mobilité, l'absurdité, l'incohérence des premières à la fixité, à l'apparente vraisemblance, à la coordination des secondes. C'est surtout à M. J. Falret (1), que revient le mérite d'avoir bien précisé les caractères généraux du délire ambitieux dans la paralysie générale : ce savant clinicien a su parfaitement mettre en lumière la nature de ces idées qui, dit-il, sont multiples, mobiles, non motivées, contradictoires, au contraire de celles de la mégalomanie, qui sont limitées en nombre, fixes, raisonnées, systématiques.

Dès 1853, M. le professeur Lasègue (2), dans sa thèse d'agrégation, insistait sur le caractère spécial des conceptions ambitieuses dans la paralysie générale. Dans ce remarquable travail qui a grandement contribué à vulgariser la connaissance de la folie paralytique, le délire des grandeurs est montré sous son vrai jour.

(1) J. Falret. De la folie paralytique.

(2) Lasègue. De la paralysie générale progressive. Thèse d'agrégat.

Enfin, M. Magnan, dans l'article Paralysie générale qu'il a fourni à l'ouvrage de Valleix, établit très-nettement le caractère des idées de grandeur dans l'encéphalite interstitielle diffuse.

« Le délire ambitieux chez les paralytiques généraux diffère totalement de celui que l'on trouve chez les monomaniaques ambitieux. Il n'y a pas, comme chez ces derniers, une suite d'idées bien coordonnées, donnant quelquefois avec une netteté persuasive des preuves à l'appui de leur délire.

« Leurs allures, leur extérieur, leur ton ne sont nullement en rapport, comme chez le monomaniaque ambitieux, avec les idées délirantes. On voit assez fréquemment le paralytique général pleurer en affirmant qu'il est heureux, qu'il jouit des félicités célestes, etc. Il distribue les millions, les titres, les empires, à froid pour ainsi dire, sans émotion, sans paraître apprécier ce qu'il dit. Rien de semblable, on le sait, chez les autres malades. Dans la paralysie générale, le délire ambitieux ou mieux de *satisfaction* est étendu à tout. Les paralytiques étalent toutes les qualités du *moi* au point de vue physique, intellectuel et moral. Après avoir vanté leurs forces et leur beauté (voyez ces bras, quelle vigueur ! quelles jolies dents, etc.!) ils passent à leurs talents (je suis poëte, littérateur, etc.), puis à leurs idées généreuses (je fonderai des hôtels pour tout le monde, chacun aura son équipage, ses chevaux) ; arrivent ensuite les projets de fortune (l'or, les rubis, les diamants, ils sont rois de la terre); puis, enfin, tout s'embrouille et se confond. Si pendant qu'ils parlent de leurs fortune, de leur titre, de leurs idées grandioses, on les interrompt pour leur demander leur métier; souvent on obtient une réponse faite tranquillement sur le même ton (je suis homme de peine). »

(1) Valleix. Guide du médecin-praticien, 1866, t. 1, p. 632.

## CHAPITRE V

### PRONOSTIC DU DÉLIRE DES PERSÉCUTIONS. VALEUR PRONOSTIQUE DES IDÉES AMBITIEUSES SURAJOUTÉES,

Alors que le délirant persécuté en est encore à cette période indécise où ses conceptions maladives ne reposent pas sur un point déterminé et qu'il ne désigne que d'une manière vague et confuse la nature des souffrances dont il se plaint, et par conséquent n'a pas créé cette terminologie bizarre, qui est la caractéristique de la période de systématisation, la guérison peut être légitimement espérée. Il va sans dire que les conditions d'hérédité entreront largement en ligne de compte dans cette appréciation. On sait, en effet, quelle gravité toute spéciale s'attache à ces cas, malheureusement très-fréquents, comme nous l'avons vu, où la transmission, par voie d'hérédité, est formelle. Mais, se plaçant en dehors de ces conditions, le médecin aura encore, pour servir de base au pronostic, l'indication fournie par la nature même des conceptions délirantes. Si ces dernières se traduisent par ce choix d'expressions étranges empruntées à on ne sait quel argot, si elles s'affirment dans une traduction toujours la même, le verdict d'incurabilité peut être rendu. Nous savons que des réserves sont toujours nécessaires à ce sujet, mais la vérité qui se dégage de la très-grande majorité de ces délires parvenus à la période de systématisation, c'est la tendance à une chronicité complète.

Aux premières périodes de la maladie, au contraire, il n'est pas très-rare d'observer d'abord des rémissions assez franches, qui peuvent être l'indice d'un retour vers la guérison. Le malade, s'il est sous le coup d'hallucinations, commence d'abord à émettre des doutes sur la réalité des sensations, et penche à croire que ce qu'il rapportait à autrui ne pourrait bien être qu'au dedans de lui-même. Peu à peu, enfin, il se décide à convenir de l'absurdité de la plupart de ses conceptions maladives et consent à être le premier à en rire. La rétrocession du délire s'accuse de plus en plus et l'affranchissement psychique devient complet... mais nous ne disons pas définitif, et il n'y aura lieu d'y compter avec chances de succès que si le terrain est favorable, c'est-à-dire si le malade n'est pas entaché d'antécédents héréditaires.

La conduite du médecin est fréquemment fort délicate à tenir, car il ne doit pas se laisser surprendre par les apparences souvent trompeuses.

Le persécuté essaie souvent, en effet, de donner le change, et où l'on avait cru voir une guérison, ou tout au moins une phase suspensive assez nette, il n'y a qu'un calcul dont le but est d'obtenir, ordinairement, une mise en liberté. Un persécuté séquestré, en quête de sa sortie, a parfois recours à cette attitude de dissimulation, et le médecin ne saurait être trop défiant à l'égard de ces persécutés qui conviennent si facilement de leurs idées erronées.

S'il existe des rémissions, on voit également se produire des paroxysmes ; ajoutons que cette exacerbation brusque a servi quelquefois à juger le délire. Un état maniaque éclate subitement, et, à la manière d'un phénomène critique, il peut être l'occasion d'une guérison définitive ; peu à peu l'excitation se calme et tout rentre dans l'ordre : le malade est guéri pour toujours.

Par contre, ces accès maniaques, au lieu d'amener une amélioration, voire même la disparition du délire, peuvent ou ne rien changer à l'état antérieur, ou l'aggraver dans certains cas, comme si cette secousse psychique généralisée était venue servir de critérium et décider de l'incurabilité de la maladie.

Nous avons dit que la guérison est un fait rare dans le

délire des persécutions; elle ne s'observe guère qu'à la première période; elle est exceptionnelle après la systématisation, époque de la maladie où le persécuté a déjà pris pour base de toutes ses conceptions une idée dominante sous l'empire absolu de laquelle il s'est placé.

En parlant de la pathogénie des idées ambitieuses intervenant au milieu des idées de persécution, nous avons essayé de montrer comment le malade avait accompli, dans la voie syllogistique où il s'était engagé, un nouveau progrès par la filiation même des conceptions délirantes. Peut-on s'étonner d'après cela que la seule apparition des idées ambitieuses, surajoutées au délire primitif, imprime un caractère spécial de gravité au pronostic? L'observation démontre, en effet, que les persécutés mégalomaniaques sont à peu près irrémédiablement condamnés (1). Nous insistons particulièrement sur cette question, car, pensons-nous, elle n'a pas été suffisamment mise en lumière; c'est qu'il s'attache une gravité exceptionnelle, au point de vue du pronostic, à la constatation du délire ambitieux chez les persécutés.

Comme il n'y a aucune lésion organique apparente dans cette affection, la durée peut être fort considérable et embrasser une période de 15, 20 ans et plus.

Les fonctions de nutrition s'accomplissent régulièrement, et le plus souvent la santé générale se maintient bonne. Notons, toutefois, une catégorie de ces malades chez lesquels les troubles de l'assimilation peuvent compromettre l'existence. Nous voulons parler de ces « toxicophobes » qui refusent quelquefois toute nourriture, et que l'on est obligé

(1) M. Magnan a observé cependant un cas de guérison très-franche chez un persécuté mégalomaniaque dont le délire remontait à cinq ans; ce malade avait d'abord eu des idées de persécution (on l'électrisait, on l'injuriait, etc.), puis des idées de grandeur. Il commandait aux planètes, il devait régner sur la France. — Communication orale.

d'alimenter au moyen de la sonde œsophagienne. Le pronostic acquiert de ce fait, chez ceux-là, une gravité plus grande.

---

# CHAPITRE VI.

## DU DÉLIRE AMBITIEUX CHEZ LES PERSÉCUTÉS IMBÉCILES.

Il n'est pas nécessaire d'observer bien longtemps des aliénés pour être à même de constater chez les faibles d'esprit, la tendance à créer des conceptions ambitieuses. Ces faits n'ont pas échappé au judicieux esprit de M. Ach. Foville.

« Les imbéciles sont, pour la plupart, sujets à des déviations intellectuelles,parmi lesquelles se dessinent fréquemment des conceptions délirantes orgueilleuses. Ce n'est là, du reste, que l'exagération maladive du travers trop commun dans le monde, où les esprits les plus bornés sont ordinairement ceux qui affichent les prétentions les plus déraisonnables.

« Chez les imbéciles, la portée du délire se réglant sur celle de l'intelligence ne peut s'élever bien haut et ne dépasse guère ce qui se rapporte à la personne et à l'ajustement..... Ces naïves manifestations d'un délire avorté restent proportionnelles au faible développement des facultés intellectuelles (1). »

Nous sommes, en tous points, de l'avis de l'auteur de ces lignes si bien tracées, quand il dit que chez les imbéciles la portée du délire se règle sur celle de l'intelligence ; les idées ambitieuses, chez cette catégorie d'aliénés, revêtent, en effet, un cachet particulier sur lequel nous reviendrons, ca-

(1) A. Foville. Loc. cit.

chet qui est conforme avec le niveau intellectuel de ces faibles d'esprit; mais nous avouons différer d'opinion avec M. Ach. Foville, en ce qui concerne l'espèce d'avortement qu'on devrait attribuer à leurs conceptions orgueilleuses. Il nous semble, au contraire, que les imbéciles, lorsqu'ils se mettent à concevoir des idées ambitieuses, celles-ci sont sans limite et deviennent quelquefois presque aussi gigantesques, pour nous servir de l'expression de M. Falret, que les idées de grandeur de la paralysie générale. Assurément, il est fort ordinaire de trouver chez les imbéciles cette simple tendance vaniteuse qui les porte à cette parfaite estime de leur personne, mais c'est là une simple manière d'être, qui ne saurait constituer un véritable délire ambitieux.

Nous avons déjà eu l'occasion de signaler la grande fréquence du délire des persécutions chez ces cerveaux mal équilibrés, d'une faiblesse congénitale incontestable. Souvent aussi, ces délirants persécutés ajoutent à ces conceptions premières des idées de grandeur. Dans ces circonstances, le tableau diffère notablement de celui que nous avons présenté, quand il a été question des persécutés ordinaires mégalomaniaques.

Nous n'aurons plus ici le même enchaînement dans les conceptions, ni cette proportionnalité, ni cette sorte d'harmonie dans l'échafaudage des idées ; au contraire, une discordance dans les propos, un désordre plus ou moins marqué, une exagération qui tend à l'absurde, sont les principaux caractères du délire ambitieux des imbéciles.

Ainsi que nous l'avons vu chez les persécutés magalomaniaques ordinaires, la personnalité nouvelle qu'ils s'attribuent, à un moment donné, ils la conservent et s'en contentent le plus souvent. Il est rare qu'il en soit ainsi chez les imbéciles : leurs personnifications sont souvent multiples ; et, de plus, les unes jurent à côté des autres ; elles ne sont pas l'expression d'une idée nettement arrêtée. Il ne faudrait pas, pour cela, assimiler le délire ambitieux des imbéciles à celui des paralytiques généraux, mais il est permis de dire vraisemblablement qu'entre la mégalomanie vraie et le délire des grandeurs des paralytiques, les idées ambitieuses des imbéciles pourraient à la rigueur servir de transition.

## CHAPITRE VII.

### TRAITEMENT ET CONSIDÉRATIONS MÉDICO-LÉGALES.

Il est bien peu encourageant d'aborder un pareil chapitre alors que l'on a si peu de choses à offrir pour la curabilité du délire des persécutions. Les troubles psychiques, systématisés, entretenus par des hallucinations tenaces, lesquelles se dérobent à toute thérapeutique, ont été considérés de tout temps comme des cas excessivement rebelles; c'est en vain qu'on a tenté contre eux les médications plus ou moins variées. Hiffelsheim, il y a quelques années, a essayé sans succès les courants continus contre les troubles hallucinatoires.

Voici, du reste, quel était le procédé : les malades étaient soumis à un courant voltaïque faible, continu, dont les pôles étaient fixés en permanence aux oreilles du patient. L'appareil se composait d'une série de petites piles réunies en couronne, formant ceinture autour de la tête : le courant électrique devait ainsi traverser la masse encéphalique. M. Baillarger enregistra d'abord quelques succès, après des expériences faites à la Salpêtrière, mais ces résultats satisfaisants ne furent pas confirmés par les nouveaux essais qui furent tentés.

On sait aussi que M. Moreau (de Tours) proposa, dans le temps, de combattre les hallucinations par des agents thérapeutiques qui, comme le datura stramonium et le hachisch, provoquent des troubles hallucinatoires, mais cette pratique, empruntée à la méthode substitutive, ne fut point adoptée.

L'arsenic, préconisé par M. Lisle, n'eut pas plus de succès.

On emploie avec avantage les bains térébenthinés ou thermo-résineux chez la catégorie d'aliénés qui nous occupe (1). Le malade est plongé dans un bain d'air chaud chargé de vapeurs résineuses dégagées par des copeaux de pin Mugho. La température du bain, variant entre 40° et 70°, détermine une abondante sudation. Après ce bain, d'une durée de 15 ou 20 minutes, le malade est plongé dans une piscine, puis essuyé avec soin et soumis soit à une friction, soit à un massage.

Quand il survient des paroxysmes dans le délire, il convient de prescrire les bains tièdes suffisamment prolongés. Le bromure de potassium et les purgatifs salins pourront aussi trouver leur emploi.

On devra se garder d'employer les douches dans les phases aiguës ; on ne réussirait qu'à exciter davantage le malade.

C'est au changement de milieu surtout qu'il faut demander une modification de l'état maladif. Soustraire le persécuté à la sphère dans laquelle il se meut ordinairement, c'est là assurément un des moyens les plus efficaces contre les hallucinations. Que de fois n'avons-nous pas entendu les délirants persécutés convenir que, depuis leur séjour à l'asile, leurs tourments avaient pris fin en partie, ou même complètement ! Il convient donc d'accorder dans cette variété d'altération psychique, une grande importance aux changements de milieu.

Les voyages remplissent cette indication, mais il faut dire

(1) Voir dans la Gazette médicale de Paris, année 1877, les Leçons faites à Sainte-Anne par M. Magnan.

qu'ils n'ont pas l'efficacité qu'on est disposé à leur accorder, car le plus souvent l'aliéné, dans ses pérégrinations plus ou moins lointaines, est trop livré à ses méditations maladives, et, ce qu'il faut avant tout, c'est une activité physique suffisante pour commander le repos de l'esprit, après la soustraction au milieu où le délire s'est déclaré. Il y aura donc lieu de s'efforcer de placer le malade dans des conditions telles qu'il ne puisse être exclusivement occupé de ses conceptions délirantes.

L'avantage du placement dans les asiles d'aliénés est, tout en soustrayant le malade aux influences du milieu, de lui enlever tout motif d'excitation, de l'astreindre à une vie régulière où l'exercice, la nature même des occupations, l'accomplissement normal des besoins physiques, contribuent largement à user les conceptions erronées.

Mais, outre ces considérations thérapeutiques ou, si l'on préfère, hygiéniques, le placement dans les asiles acquiert, en médecine légale, une importance de premier ordre.

Souvent, en effet, le médecin est appelé à décider la question de savoir si tel délirant persécuté peut, sans inconvénients, continuer à vivre de la vie sociale, et s'il n'y a pas lieu plutôt de le priver d'une liberté dont il pourrait user pour commettre des actes d'une nature plus ou moins grave : question souvent embarrassante et des plus délicates. C'est dans le mode de réaction particulier à chaque malade que le médecin doit trouver les éléments de son appréciation ; c'est d'après cette connaissance qu'il prendra ou non la grave détermination de le séquestrer.

Dans sa dissertation inaugurale, M. Maret (1) classe les délirants par persécution en trois catégories. Il se base pour établir cette division sur le danger relatif que ces malades peuvent présenter, soit pour eux-mêmes, soit pour les autres.

(1) Maret. Loc. cit.

Dans un premier groupe, il place ceux qui sont inoffensifs pour eux-mêmes et pour les autres.

Au second groupe appartiennent les persécutés dangereux pour eux-mêmes.

Dans le troisième groupe enfin, il range les délirants persécutés, dangereux pour les autres.

Ce classement naturel a certainement sa valeur, pourvu, bien entendu, que l'on s'en tienne à un moment particulier de la maladie, car tel délirant persécuté qui est aujourd'hui inoffensif peut devenir dangereux par le progrès et l'intensité du délire. Mais ne peut-on simplifier cette division en disant que le persécuté est passif ou actif? Nous aurons un délirant actif toutes les fois que le malade appartiendra aux deux dernières catégories de M. Maret, car on ne nous refusera pas que lorsque le persécuté devient dangereux pour lui-même, c'est-à-dire lorsqu'il a des tendances au suicide, il y ait là un mode de réaction que lui suggère son tempérament. Là où un autre, de nature originellement plus violente, aurait frappé, lui se dérobe par le suicide aux attaques de ses ennemis.

En résumé, le malade réagit selon le tempérament qui lui est propre et aussi quelquefois suivant la phase maladive et l'intensité du délire des trois façons suivantes, comme l'énonce notre excellent maître, M. Magaun.

1° Il fuit et évite les dangers imaginaires.

2° Il se défend.

3° Il attaque.

Le jour où le malade désigne et menace l'auteur de ses maux, le danger devient imminent. « Le délire des persécutions, dit Krafft-Ebing (1), a une importance médico-légale considérable, car il devient très-fréquemment la cause d'outrages à la loi. »

(1) Krafft-Ebing. Loc. cit.

M. le professeur Tardieu (1) n'est pas moins explicite : « Je ne connais pas de fous plus dangereux que les hallucinés qui répondent par un coup de couteau à une insulte imaginaire, ou qui, de loin, déchargent une arme à feu sur un groupe où ils croient que l'on parle d'eux en termes désobligeants. »

La nécessité d'une séquestration immédiate s'impose donc, non-seulement dès que le malade, en désignant l'ennemi imaginaire, s'apprête à fondre sur lui, mais aussi dès qu'il devient dangereux pour lui-même ; en un mot, dès qu'il réagit, et que de persécuté passif il se fait persécuté actif.

Quant au rôle de l'expert devant la justice, on peut comprendre qu'il est tout tracé en pareil cas. « A tous les degrés, dit M. Tardieu (2), et dans tous les cas, de tels aliénés (persécutés) sont irresponsables, et le médecin peut et doit, en toute sécurité de conscience, s'efforcer de les soustraire à des verdicts de condamnation qui atteindraient non des criminels, mais des malades dignes de pitié. » Mais ce savant médecin légiste déclare que c'est surtout pour des fous de cette espèce que l'expert rencontre malheureusement le plus de peine à faire prévaloir les données les plus positives de la science : « C'est parmi eux, je le dis avec autant de conviction que de tristesse, que l'on compte des exemples déplorables d'erreurs judiciaires qui ont conduit de pauvres malades jusqu'à l'échafaud (3). »

Ces paroles du savant professeur sont bien de nature à faire naître chez tout médecin la volonté ferme de contribuer, pour sa part, à démontrer aux magistrats que, chez ces malheureux, il ne saurait y avoir *libertas concilii*, ou possibilité de choisir entre l'action et la non-action.

(1) Tardieu. De la folie, 20[illegible].
(2) Tardieu. Loc. cit., p. 212.
(3) Tardieu. Loc. cit.

*Observations prises dans le Traité du délire des persécutions de M. Legrand du Saulle.*

Obs. I. — Enfant naturel. Double gibbosité. Reproches chimériques. Rêves qu'il interprète. Doubles pensées. Insomnie. Hallucinations de l'ouïe. (Legrand du Saulle, Délire des persécutions.)

Louis-Joseph, 36 ans, enfant trouvé, élevé à l'hospice de Laon jusqu'à 13 ou 14 ans, double gibbosité. Il est venu à Paris en 1846, afin d'y exercer son métier de tailleur. Il travaille avec peine ; quelques dettes, beaucoup de misères ; se reproche d'avoir vécu avec un compagnon qui a volé une paire de draps. « J'éprouve la transmission de mes pensées ; ce que je pense, les autres le pensent avec moi, ce qui me jette dans un état de folie. Cela a commencé une semaine avant le jour de l'an, par des rêves que je faisais et que j'interprétais. J'écrivais mes rêves et je les interprétais en travaillant. J'avais mis à la loterie et j'espérais gagner, mais je ne sais pas si elle est tirée ; j'avais rêvé où il fallait prendre les billets, mais pas le numéro. La nuit, je dormais peu, j'étais tourmenté, je bâtissais des châteaux en Espagne. J'ai su hier ou avant-hier définitivement que ma pensée était transmise. La nuit on berçait un enfant, je ne sais pas ce que cela voulait dire. J'aime une personne de 15 ans et demi, je présumais qu'elle avait un enfant et qu'on venait le bercer : les parents, que j'ai interrogés, ne m'ont pas éclairé là-dessus. Quand je pense, je vois sur les figures qu'on me comprend, et je ne comprends pas les paroles que mes camarades prononcent tout haut. Je pense souvent deux choses à la fois qui sont toutes contraires. Ils ont des signes pour montrer qu'ils me comprennent. Cela me tourmente. Je ne suis plus libre parce qu'on connaît ma pensée. On ne répète pas ma pensée, mais je devine qu'on me comprend. Une fois il est venu par le poële une voix qui a crié : « Lamotte ! », et en quittant la maison, j'ai trouvé des papiers qui annonçaient que j'étais associé à des voleurs répandus dans toute la France. Des papiers que j'avais écrits ont disparu depuis que je me connais avec des doubles pensées ; je n'écris plus, car souvent je pense autre chose que ce que j'écris. J'avais signé la mort du président de la République, et en ce moment la chandelle s'est soufflée. J'agissais pour le triomphe de la République ; comme ma pensée se transmet, je me suis figuré qu'on devait le savoir. »

Obs. II. — Veuve d'un insurgé fusillé. Idées de persécution, d'empoisonnement et de grandeur. Hallucinations de l'ouïe. Tœdium vitæ. (Legrand du Saulle, loc. cit.)

Une femme O..., ouvrière en bijouterie, âgée de 66 ans, déclare qu'elle a pris part à la construction des barricades de son quartier pendant les journées de mai. Son mari a été fusillé par l'armée de Versailles. Elle est très-exaltée et rapporte ce qui suit :

« J'ai du fluide en moi. Je ne peux ni manger ni me coucher, parce qu'on me fait trop enrager. Ils mettent du chloroforme partout : dans mon lit, dans mon armoire, dans mon café. Quand je n'y fais pas attention, ils m'en fourrent dans les poches. Lorsque j'ai été arrêtée, le 30 mai, j'avais sur moi quatre bagues en or appartenant à mon patron ; ils m'ont fouillée et me les ont prises, puis ils m'ont relâchée ; apparemment que le fluide leur aura donné une secousse. Mais ils se vengent et me crient depuis ce jour-là des tas de choses : « *Propre à rien, coquine, voleuse.* » Ils me font toutes les niches imaginables ; ils ont fait des petits trous dans ma porte, et ils ont seringué du chloroforme dans ma chambre. J'ai pris alors deux jupons très-épais et je les ai cloués en dedans de ma porte, pensant bien que je finirais par avoir la paix ; eh bien, pas du tout, huit jours après, ils m'ont percé le plafond avec un vilebrequin, et tout a recommencé. »

La femme O... ne désigne personne. Ses ennemis sont innombrables, mais elle ne les connaît pas. Elle entend toujours des voix d'hommes, « excepté celle de la petite somnambuliste, qu'elle connaît bien. »

Pressée alors de questions voici ce qu'elle rapporte :

« Mon mari était républicain révolutionnaire de la reine d'Angleterre et membre de la commune de Belgique révolutionnaire ; ils disent qu'ils l'ont fusillé, mais cela n'est pas vrai. Je suis sûre, moi, qu'il est parti pour rassembler les drapeaux révolutionnaires et pour présider toutes les communes. Alors est arrivée contre lui et contre moi « la *ligue des monarques.* » J'ai déjà été empoisonnée cinq fois ! Il y a dans ma maison une petite somnambuliste, — et vous savez que les somnambulistes savent tout et voient tout, puisqu'ils ont en eux une fée, là, au creux de l'estomac ; — et chaque fois que j'ai été empoisonnée, elle a dit : « *Coup de sang, vite, dépêchez-vous, faites ceci, faites cela,* » et j'ai été sauvée. Aussi, c'est bien moi qui serai un jour la reine de toutes les communes. »

La femme O... est très-maigre et paraît avoir souffert. Elle s'alimente à peine, et « dans le cas où ils la poursuivraient toujours, elle ne résistera plus et se fera mourir. »

Obs. III. — Éducation distinguée. Idées de persécution. Craintes incessantes d'empoisonnement. Turbulences. Idées de grandeur. Fortune soustraite. Réclamations. (M. Maret, thèse de Paris, 1868.)

Madame B... âgée de 49 ans, d'une bonne constitution et d'un tempérament nervoso-sanguin, entre à l'asile le 3 juillet 1867. Cette personne, d'une éducation très-soignée, sait au moins trois langues étrangères, s'exprime avec une grande facilité, et a beaucoup voyagé en Allemagne, en France et en Amérique. C'est dans cette dernière partie du monde qu'elle a été frappée d'événements malheureux à la suite desquels elle est devenue aliénée. Ne l'ayant pas observée au dehors, nous puisons dans le certificat médical annexé aux pièces d'admission les renseignements qui suivent : monomanie de tous les instants, pas de domicile fixe, idée bien établie qu'elle est poursuivie partout où elle se rend par les affidés d'une société d'empoisonneurs qui étend son réseau dans tout le voisinage ; conviction que non-seulement on mêle du poison à ses aliments, mais encore qu'on en imprégne ses rideaux et toute sa chambre. Par suite de cette idée bien arrêtée qu'on l'empoisonne, la malade est devenue soupçonneuse, ne peut accepter ni logis ni hospitalité où elle soit à l'abri des atteintes de ses ennemis, et où elle puisse retrouver le repos et la tranquillité. A l'asile, c'est avec de la strychnine qu'on l'empoisonne ; on en répand dans son lit, on en sème sur le parquet. Les murs, l'air ambiant en sont infectés. Sous l'influence de ces idées délirantes, elle refuse de coucher dans son lit, ou bien se relève ensuite pour flairer à l'entour et rechercher de quel côté vient le poison, ou bien la place qui en renferme davantage.

Elle en a le mal de tête, s'agite, demande continuellement sa sortie, et ne l'obtenant point, elle injurie tout le monde, mais toutefois en conservant encore des manières qui conviennent à son éducation et à son ancienne condition. Elle désigne plusieurs personnes du service comme ses empoisonneurs, les montre du doigt, et dit d'une sœur qu'elle a de la strychnine plein les poches pour lui en distribuer ; elle la traite de *petite coquine* avec un accent assez convaincu pour que ces dernières aient des précautions à prendre. Elle s'est d'ailleurs déjà portée à des voies de fait et il est très-fréquent de la voir se plaindre et réclamer sa sortie, en frappant du pied sur le parquet et nous montrant ses poings serrés comme si elle devait ouvrir le combat. Nous lui demandons alors de nous montrer les moindres traces de ces poudres malfaisantes répandues partout avec tant de profusion. Impossible d'en trouver aucune trace et notre malade de répéter que c'est une matière si subtile qu'elle échappe à la vue; mais elle a le don de la découvrir rien qu'à l'odeur de l'air, qui en est empesté. Ce n'est pas la mort qu'elle redoute; elle l'appelle au contraire de tous ses vœux, et s'estime heureuse d'avoir ses croyances religieuses pour se soutenir. Ce qu'elle craint le plus, c'est de devenir folle, à force de souffrir du poison. Lui demande-t-on comment il se fait qu'elle seule soit atteinte, quand ses compagnes ne ressentent aucun des tourments dont on abreuve son existence au moyen de ces substances nuisibles? Tout le monde a du contre-poison; les empoisonneurs surtout en sont munis d'une riche provision. D'ailleurs, celles qui meurent à l'asile sont emportées par la même cause. Son délire, qui portait d'abord sur un objet prédominant, tend bientôt à se généraliser davantage, en ce qui concerne les mesures prises par ses ennemis pour l'accabler: l'arsenic et la strychnine, maintenant, militent de puissance et d'action pour la tourmenter; il faut qu'elle sorte, ou elle mourra dans cette abominable maison, « *les médecins sont vendus à Bismark, et tous les Français sont des lâches de la laisser ainsi en butte à de si terribles supplices* » sans la secourir ni confondre tant de malfaiteurs.

Il est bon de remarquer qu'avec de si fréquentes réclamations de liberté, notre malade ne sait pas profiter des circonstances qu'elle rencontre pour exposer à l'autorité les manœuvres des empoisonneurs et demander sa sortie. Un jour que l'établissement recevait la visite de M. le procureur général, accompagné du procureur impérial,— « Voilà, lui dit le médecin en chef, une bonne occasion de faire arrêter tous les empoisonneurs et d'obtenir votre sortie, parlez-en à ces messieurs. » — « Ah ! répondit-elle, je n'ai pas besoin; ils savent bien tout ce qui passe. » Ces sortes de malades se croient une exception à l'ordre universel; ils sont devenus tellement célèbres par leurs malheurs que le monde ne s'occupe que d'eux et qu'on ne peut rien lui apprendre ; les maux qu'ils endurent sont trop extraordinaires pour que chacun n'en ait pas connaissance.

Nouvelle complication du délire ; notre malade se croit mariée par le Pape à un nègre trois fois millionnaire, se dit riche, et bientôt son activité délirante lui suggère que le nègre a trouvé la mort au fond des flots. C'est alors que le légat du Pape l'aurait remariée au sous-préfet de R... Elle demande qu'on lui rende son mari et ses biens. Avec ces nouveaux éléments de folie, ses idées premières d'empoisonnement n'en restent pas moins prédominantes.

Nous lui avons « soustrait sa fortune, » et le temps ne tardera pas où nous serons arrivés à nos fins, en la faisant mourir par toutes sortes de poisons. Nous employons même maintenant, dans nos impitoyables manœuvres, de l'électricité empoisonnée, mais ce n'est toutefois que dans ses moments de violente exaspération qu'elle nous accuse d'user contre elle de ce fluide impondérable, additionné de matières si subtiles qu'elle ne les découvre qu'à l'odeur. Sur tout autre terrain que celui de son délire de persécution, cette malheureuse dame retrouve toute sa raison, et c'est avec un véritable intérêt qu'on l'entend raconter les différentes circonstances de ses voyages et les divers épisodes de sa vie si agitée.

Obs. IV. — Hallucinations. Idées de persécution. Idées de grandeur consécutives et changement de personnalité. (M. Legrand du Saulle, Délire des persécutions.)

Le sieur H..., caporal dans un régiment de ligne, a été conduit dans un asile d'aliénés. Il est âgé de 34 ans. Depuis un an il avait été envoyé trois ou quatre fois à l'hôpital militaire pour des accès de délire, subits et passagers, pendant lesquels il se livrait à des actes de violence dont on ne pouvait se rendre compte. Ces accidents avaient été attribués, par supposition, soit à des excès de boisson, soit à des vertiges épileptiques, sans que rien fût venu confirmer l'une ou l'autre de ces hypothèses ; mais comme au bout de quelques jours tout rentrait dans le calme, H... ne tardait pas à sortir de l'hôpital et à reprendre son service, jusqu'à une nouvelle explosion. Le médecin de son régiment avait remarqué néanmoins que, même pendant les périodes de calme, H... conservait une attitude concentrée et des préoccupations hypochondriaques qui dénotaient un trouble intellectuel persistant. La répétition des mêmes rechutes finit par le faire envoyer dans un asile d'aliénés.

Là, les choses se passèrent exactement de la même manière qu'antérieurement ; attitude ordinaire concentrée et insociable ; exacerbations passagères, accompagnées d'une grande violence dans les actes et les propos, différentes paroles prononcées pendant ces paroxysmes indiquèrent en outre que H... était en proie à des hallucinations multiples ; mais il fut impossible, pendant longtemps, de pénétrer dans le secret de ses sensations morbides et de ses conceptions délirantes. Une observation prolongée montra qu'il n'y avait aucun caractère épileptique ni alcoolique dans sa maladie.

Enfin, alors que nous connaissions déjà H... depuis quinze mois, nous pûmes un jour obtenir des éclaircissements qu'il ne nous avait encore jamais donnés sur ses préoccupations intimes. Il était, le matin, à la visite, très-excité, et se plaignait avec des gestes violents des *gueux* et des *canailles* qui, non contents de le retenir, de force, loin de son régiment et de ses chances d'avenir, ne cessaient de le tourmenter par le magnétisme et l'électricité.

Nous profitâmes de cette circonstance pour le faire causer, et il se laissa aller à nous raconter les principaux traits de son délire ; les voici en résumé :

Il y a huit ou dix ans, H... a commencé à éprouver dans tout le corps des souffrances très-vives, surtout vers la tête. Sans aucun phénomène extérieur, il lui semblait qu'on le martelait, qu'on le *harassait*, qu'on lui soutirait toute sa force. Plus tard, à ces souffrances physiques, s'en ajoutèrent de morales, bien plus pénibles.

On agissait sur ses pensées de deux manières différentes, tantôt on lui soutirait d'avance les pensées qu'il allait avoir, et il les entendait énoncer à haute voix, près de son oreille, au moment même où il les concevait ; tantôt, au contraire, on mettait un obstacle absolu à la formation de ses propres pensées, on lui en imposait d'autres, tout à fait différentes de celles qu'il aurait eues spontanément, et on les lui imposait malgré lui.

Après avoir longtemps souffert, sans s'expliquer d'où cela pouvait venir, il a fini par comprendre que c'était à l'aide du magnétisme et de l'électricité qu'on le tourmentait de la sorte. Mais il lui restait encore à savoir quels étaient les auteurs de ses tourments ; il n'y a guère que deux ans qu'il est fixé à cet égard.

Il a compris que ce n'étaient que des personnages tout-puissants, « *des premières autorités,* » comme il le dit, qui pouvaient disposer de pareils moyens, et il a fini par savoir que c'étaient les princes d'Orléans. Quant à la cause de leurs hostilités, elle tient à sa propre origine. Quoiqu'il passe pour le fils de petits cultivateurs des environs de Nice, il a en réalité une tout autre naissance. C'est par suite d'une substitution au berceau qu'il porte le nom de H... ; en réalité, il est le duc de Reichstadt, et quelque bien gardé qu'ait été le secret de cette substitution, il a été pénétré par les ennemis les plus acharnés de la dynastie napoléonienne.

En effet, dit-il, les princes d'Orléans ont tout intérêt à étouffer tout vestige de l'existence du fils de Napoléon.

De là, la *trame* et le *complot* dont il ressent sans cesse les effets. Une des formes les plus pénibles de ses souffrances c'est l'*obligeance ;* il entend par là, non pas la serviabilité, mais l'obligation qu'on lui impose de faire accueil à des idées toutes différentes de celles qu'il aurait normalement.

Pour lui, son intention serait de s'élever simplement, par son propre mérite, à un rang élevé dans l'armée, réservant son vrai titre pour les éventualités de l'avenir. Il s'applique donc à supporter les persécutions sans mot dire ; mais il n'en souffre pas moins intérieurement, et par moment les tourments sont tellement violents, qu'il ne peut retenir l'explosion de sa colère et de son indignation.

Ce qui en ce moment le mécontente le plus, c'est que ses ennemis veulent le forcer à se marier au-dessous de son rang, *lui coller une femme de bas étage*, par laquelle ils le domineront ; une pareille union le déclassera définitivement et ne lui laissera aucun espoir de remonter au rang qu'il devrait occuper dans la société.

Obs. V. — Hallucinations. Idées de persécutions. Délire des grandeurs consécutif. (Legrand du Saulle, Délire des persécutions.)

M. T..., homme de lettres, âgé de 38 ans, entre d'office dans un asile d'aliénés, en vertu d'un certificat constatant « qu'il est convaincu qu'il a été introduit, en 1814, dans la famille qu'on lui attribue, qu'il est réellement Napoléon II. Pour lui, les précautions qui ont été prises à son égard, et qui ont été suscitées par son état d'aliénation, sont une preuve de l'élévation de sa naissance ; on l'a persécuté, traqué, parce que l'on redoute ses droits au trône. »

A peine séquestré, M. T... commence à protester ; il s'adresse d'abord au président de la Chambre des Députés, puis à certains membres qu'il connaît; il prend ensuite à partie les ambassadeurs, les ministres, le parquet, les magistrats. A tous, il demande sa mise en liberté ; il s'exprime toujours avec une grande pureté de langage et une correction parfaite ; mais ses lettres portent toutes la trace de son délire, et suffiraient pour démontrer qu'il est affecté d'hallucinations, d'idées de persécution et de grandeur.

Les certificats délivrés par plusieurs médecins chargés de l'exa miner, à l'occasion de ses nombreuses réclamations, ne sont pas moins significatifs. M. T..., disent-ils, est sans cesse halluciné. Pendant le jour, les personnes qui passent à côté de lui lui adressent des injures, pendant la nuit, des inconnus s'introduisent dans sa chambre par le parquet, et lui tiennent les propos les plus offensants. Il ne peut concevoir une idée sans qu'aussitôt elle soit répétée, à haute voix, et divulguée à la connaissance du public ; on le persécute en l'entourant d'odeurs infectes ; il se plaint que tous ses aliments renferment du poison, ou au moins des choses dégoûtantes ; on refuse de reconnaître qu'il est Napoléon II, etc.

Quant au mode de progression des symptômes de sa maladie, et à l'enchaînement des conceptions délirantes, M. T... se charge lui-même de le faire bien comprendre. Il écrit au président du Conseil, le 30 juin 184... : « Monsieur le Ministre, j'ai été transféré à l'asile de... pendant le mois de février dernier, à l'occasion d'un Mémoire que j'ai publié, et dans lequel j'exprimais la conviction que je suis le fils de l'empereur Napoléon Ier et de l'impératrice Marie-Louise ; retenu en France, en 1814, par des causes extraordinaires. Aujourd'hui plus que jamais, je crois à cette hypothèse sur mon origine, parce qu'elle est la seule qui puisse m'expliquer les indignes et incessantes persécutions dont le gouvernement du roi des Français m'a environné depuis plusieurs années.

Elle seule peut m'expliquer aussi pour quel motif le fils de l'empereur Napoléon Ier et de l'impératrice Marie-Louise, dont l'existence fut reconnue sous le nom du duc de Parme, par les traités de 1814, a disparu tout à coup, substitué par le duc de Reichstadt, dont le nom n'est compris dans aucun traité. »

Obs. VI. — Hallucinations. Délire des persécutions. Idées de grandeur. (Legrand du Saulle, loc. cit.)

M. X... a apporté, en naissant, certaines prédispositions à la folie. Reçu avocat après des études ordinaires, il s'est fixé dans une petite ville, et n'a jamais été sérieusement occupé. Il s'est marié, mais son caractère fantasque lui a fait faire mauvais ménage, et il s'est séparé de sa femme.

Habitant un pays voisin de la frontière, il a été obligé de prendre la fuite à la suite de troubles pendant lesquels il avait été compromis. Par une nuit de décembre, il a dû traverser à pied une chaîne de montagnes, au milieu de la neige, à travers mille dangers. Dans ce voyage émouvant, il a commencé par éprouver des illusions ; les arbres de la route lui paraissaient des gendarmes mis à sa poursuite ; le son éloigné des cloches le menaçait de loin.

Il était à l'étranger depuis quelques mois, lorsque éclata un accès aigu de folie, qui nécessita un traitement de plusieurs semaines, dans un asile d'aliénés.

Plus tard il reveint en France, dans sa ville natale ; mais sa conduite y dénota un trouble mental tellement grave, qu'il dut être placé d'office dans un asile d'aliénés, où il fut, pendant plusieurs années, soumis à notre observation. Voici quel était alors son état : les hallucinations ont été le point de départ de son délire, qui présente le mélange le plus complet d'idées de persécution et d'idées de grandeur.

Il a des ennemis acharnés, on le tourmente sans cesse ; non contents de s'adresser à lui, ses persécuteurs étendent leurs maléfices à tous les siens. Il entend dans le grenier de sa maison les cris de ses deux filles qu'on viole ; il veut voler au secours de sa mère que l'on égorge ; il ne peut pas faire un pas sans être victime de tentatives d'empoisonnement ; la cuisine de l'établissement lui sert un mélange d'arsenic et de chair humaine, quand les repas ne sont pas uniquement composés de matières fécales *métallisées*.

Quant aux motifs de ces persécutions, ils ne sont autres que son immense supériorité sur tous les autres hommes ; il avait les plus heureuses dispositions, et il les a tellement cultivées, qu'il a acquis un talent supérieur, surtout en mécanique. Aussi a-t-il surpris depuis longtemps le secret du mouvement perpétuel, et il passe une bonne partie de son temps à dessiner les divers organes de la machine qui doit résoudre cet important problème. Appliquée à l'industrie, à la locomotion, cette machine changera la face de l'univers. Mais ce n'est pas seulement pour le priver des fruits de sa découverte qu'on le retient, de force, dans une maison de fous ; un motif, bien plus élevé, le fait enfermer.

Les souverains de l'Europe se liguent contre lui, parce qu'on a découvert, depuis peu, qu'au lieu d'être le fils de M. et M^me^ X....., il a une origine impériale et royale : il est le fils de Louis XVI et de la reine Hortense. Ce n'est pas le vrai Louis XVI qui a été exécuté ; il a pu fuir et s'est caché dans une petite ville de la Franche-Comté, où il a exercé, jusqu'à un âge avancé, le métier de cordonnier, ce qui ne l'a pas empêché d'avoir un fils avec la princesse Hortense Beauharnais, lors d'un voyage de cette dernière en Suisse. Ce fils, c'est lui, connu sous le nom de X..., il réunit donc tous les droits au trône des Napoléons et des Bourbons ; on ne saurait méconnaître son origine en voyant son profil et ses cheveux, et, en effet, il s'applique à se donner la physionomie la plus majestueuse qu'il peut. Mais eût-on encore quelques doutes, qu'ils devraient disparaître en présence des aigles impériales, mêlées aux fleurs de lys, dont il est prêt à montrer l'empreinte évidente sur son prépuce, devant un jury composé de sénateurs et de sages-femmes.

Obs. VII. — Délire partiel systématisé. Idées de persécution et de grandeur. (Legrand du Saulle, loc. cit.)

M. L... était fils naturel d'une Française et d'un gentilhomme anglais, et bien qu'il ait été reconnu, il a beaucoup souffert moralement de l'irrégularité de sa naissance. On suppose que la mère est morte aliénée.

L... reçut une bonne éducation et devint officier de marine ; de 20 à 25 ans, il fit un voyage de circumnavigation. A son retour, sans motifs connus de nous, L... quitta la marine, et se consacra aux arts du dessin, pour lesquels il avait un grand talent ; en quelques années, il eut acquis une réputation des plus honorables. Entièrement dévoué à l'art, dans lequel il excellait, L... voulut faire uniquement de l'art pour l'art, et son travail fut loin de lui rapporter tous les bénéfices pécuniaires qu'il n'aurait pas manqué de réaliser, s'il avait voulu faire une part plus large au côté industriel de sa profession. Aussi vécut-il, presque toujours, dans de grands embarras d'argent. Son caractère était naturellement porté aux idées tristes et à la défiance ; à tort ou à raison, il se figura que son talent portait ombrage aux autres artistes voués à la même spécialité que lui, qui, pensait-il, le considéraient comme un intrus, parce qu'il s'était formé lui-même, au lieu de passer, avec eux, par l'école des Beaux-Arts. Il se figura dès lors qu'il était en butte au mauvais vouloir de tous ses confrères. Qu'il y ait eu ou non quelque chose de fondé dans ces idées, elles furent certainement exaltées d'une manière considérable par les tendances naturellement soupçonneuses de L..., qui poussait, en ce qui le concernait personnellement, le scrupule de l'honnêteté jusqu'à l'exagération la moins raisonnable.. A cette époque déjà, il se crut persécuté, se figura que ses œuvres, quoique entièrement composées par lui, dessins et gravures, étaient attribuées à d'autres, que ses ennemis trouvaient moyen de se substituer à lui pour recueillir de son talent, célébrité et profit. Il se brouilla avec tous ceux qui auraient pu lui être utiles, et fut réduit à une existence matérielle de plus en plus difficile.

Il lui arriva aussi, se figurant que telle ou telle de ses planches était l'objet d'une substitution de nom d'auteur, de la détruire de ses propres mains, plutôt que de laisser un autre jouir des avantages qui lui étaient refusés ; plusieurs de ses gravures ont acquis dans le commerce une valeur relative considérable, précisément à cause de la destruction qu'il fit lui-même de la planche.

Du domaine de son art, ses conceptions délimitées s'étendirent aux questions politiques et sociales. Il vit toutes choses sous le jour le plus faux et le plus menaçant, crut le régime politique de l'époque dirigé contre lui, et accusa le chef de l'Etat d'être l'instigateur de toutes les persécutions qu'il endurait ; il s'imagina que la société entière était vouée aux débauches les plus infâmes, ne vit partout que sodomie et pédérastie, prétendant reconnaître, à chaque endroit, d'après une odeur spéciale, les indices de la pratique de ces vices, qu'une voix imaginaire baptisa pour lui du nom de *fantasia*.

Menant, au milieu de pareilles idées, une existence aussi misérable physiquement que moralement tourmentée, L... croit pouvoir remédier à tous ses maux en se mariant.

L'on ne saurait s'étonner que, dans de pareilles dispositions. il se soit mal adressé et qu'il ait été mal reçu. Cette nouvelle déception met le comble à ses souffrances; manquant de tact, tombé au dernier degré de prostration et de découragement, il part pour l'étranger ; mais il emporte avec lui ses hallucinations, ses terreurs, ses idées de persécution ; le travail lui est impossible, la misère l'étreint, et bientôt il ne rentre en France que pour être placé dans un asile d'aliénés, où il trouva des soins physiques et moraux dont il a toujours conservé la plus sincère reconnaissance.

Au bout de quinze mois de traitement, sans être complètement rétabli, il put faire un voyage avec deux amis; mais l'amélioration fut de peu de durée. Bientôt nous retrouvons L... brouillé avec ses deux amis, qu'il range désormais au nombre de ses adversaires les plus acharnés. Il n'a pas de ressourses pécuniaires, il ne peut s'en procurer que par l'exercice de son art, et il apporte dans toutes ses relations une méfiance et une hauteur telles, qu'il écarte forcément toute commande. Au lieu d'attribuer ces revers à leurs véritables causes, il n'y voit qu'une nouvelle preuve de l'acharnement des ennemis qui ont juré de le faire mourir de faim.

Du reste, de nouvelles suggestions attirent son esprit vers des questions d'un ordre plus élevé : d'une part, les voix lui apprennent qu'il est par le sang et le talent le descendant direct de Raphaël ; d'autre part, hostile aux Anglais, il prétend combattre leur prépondérance maritime par une série de publications artistiques, pour lesquelles il réclame en vain les fonds de l'Etat. Après avoir rompu, avec éclat, toutes ses relations, tari toutes ses chances de gain, s'être usé dans une lutte impossible pour la réalisation de ses utopies, puisé é par toutes sortes de privations, L... est placé, de nouveau dans un asile d'aliénés.

Pendant toute la durée de son séjour dans cet établissement, L... n'a cessé de se plaindre des ennemis qui l'avaient réduit à la misère, alors qu'il devrait posséder une fortune immense, et d'adresser aux ministres, aux magistrats, aux députés, des mémoires d'une prolixité inimaginable, pour réclamer justice. Il rédigeait avec le soin le plus minutieux un journal où les circonstances les plus insignifiantes de sa vie quotidienne sont fidèlement relatées et interprétées toutes dans le sens de son délire; mais, en même temps, il s'applique à dissimuler ses hallucinations, et à ne pas formuler nettement ses prétentions. De loin en loin seulement, dans un moment d'expansion, il prononce quelques paroles de nature à mettre sur la voie de ses pensées, et à trahir les détails de son délire.

C'est en rapprochant ses confidences, que nous avons appris que dans l'esprit de L..., sa prétendue naissance illégitime cache une origine illustre à deux points de vue. Comme artiste, il descend de Raphaël ; comme homme politique, il réunit les droits des familles de Bourbon et d'Orléans ; aussi devrait-il seul régler les destinées de la France.

C'est parce que les manœuvres de ses ennemis ont réussi, jusqu'à ce jour, à le tenir à l'écart, que toutes les calamités sont accumulées sur les temps que nous traversons, que la France est humiliée devant l'étranger, que la ruine et la disette menacent toutes les classes de la société, que la corruption et la débauche (la *fantasia* coulent à plein bord.

Enfin, dans les derniers temps de sa vie, L... s'exalte encore dans sa propre estime, et arrive à dire qu'il est Jésus-Christ lui-même, revenu sur la terre pour sauver le monde. Ses notes écrites montrent qu'il s'appliquait à exercer autour de lui, par l'exemple et les exhortations, une haute mission de réformateur et de moralisateur, et que de loin, en loin, il se flattait d'avoir fait quelques prosélytes.

Mais ce qui s'accusa le plus chez lui, ce fut l'esprit de mortification et ds pénitence ; il s'imaginait dissimuler les privations journalières qu'il s'imposait. Il finit par s'éteindre dans le marasme, à l'âge de 47 ans, sans avoir eu de maladie apparente bien caractisée. L'autopsie fit reconnaître une tuberculisation générale des deux poumons, qui étaient remplis de granulations miliaires, et qui présentaient, en outre, quelques tubercules isolés,à différents degrés de leur évolution.

Obs. VIII. — Délire des persécutions. Séquestration prétendue arbitraire. Craintes d'empoisonnement. Influences électriques. Hallucination de l'ouïe. Pensée divine. Idées de grandeur. Délire à deux. (Legrand du Saulle, d'après Maret.)

Mme X.., en apparence lucide, est placée dans un asile d'aliénés. Elle s'imagine être renfermée arbitrairement. On en aurait pour tout un jour au moins à raconter les persécutions dont elle est l'objet,et nous n'en finirions pas s'il fallait la suivre dans les explications extravagantes qu'elle donna à propos de ses empoisonnements. Chez elle, on empoisonnait le vin dans sa cave avec des matières fécales, et il serait difficile de calculer, nous dit le mari, la quantité considérable de vin et de liqueurs qu'elle a ainsi répandue sous l'influence de ces pensées délirantes. On lui jetait des gommes dans ses aliments pour la porter aux désirs vénériens, et un jour elle a ressenti trois coups d'électricité dans sa poitrine et a entendu une voix qui lui dit : « *Vous êtes donc de fer* ! » La même voix l'invita à se rendre, le lendemain, à midi juste, à l'église de sa paroisse, lui disant qu'*elle s'en souviendrait, si elle n'y venait pas ;* elle y songea trop tard, s'y rendit néanmoins avec son mari, et bien entendu,ils ne virent rien. Elle donne des explications bizarres sur les événements qu'elle aurait vus se dérouler sous ses yeux à Paris en 1848. On emportait, dit-elle, des morts et des mourants en nombre considérable, et c'est tout simple : quand il y a trop de petits enfants pour prendre la place des adultes, on amène ainsi des bouleversements pour assassiner tout le monde, et, selon sa pensée, les médecins pourraient arrêter le fléau de la guerre « en empêchant des naissances trop nombreuses. » D'ailleurs, elle prétend qu'on change la figure des gens, rien qu'avec une infusion,et elle s'est aperçue un jour,à l'église, qu'une multitude de personnes devinaient ce qu'elle pensait, et cela toujours au moyen d'une infusion de plantes qu'on lui avait fait prendre. A l'asile on lui avait fait manger longtemps de la chair humaine, et aujourd'hui c'est du cheval qu'on lui donne.Elle est arrivée même à concevoir qu'elle est appelée à jouer un rôle important, auquel l'empereur et un évêque qu'elle désigne,ne sont point étrangers. M. X.., son mari, est d'une intelligence très-faible et croit tout ce que sa femme raconte et, progressivement, est devenu un véritable aliéné.

Obs. IX. — Persécutions imaginaires. Vol d'une fortune. Idées de grandeur. Délire à deux. (Legrand du Saulle, d'après Maret.)

Mme X.., âgée de 45 ans, appartient à une famille entachée d'hérédité morbide.

Elle est, depuis trois ans, dans un établissement d'aliénés. Son délire de persécution, qui se généralisa en très-peu de temps, reposait d'abord,sur cette conception maladive, qu'un sieur P.., son voisin, lui avait changé son nom, afin de s'approprier une très-grande fortune dont elle devait légitimement hériter.

De là, des récriminations violentes et des querelles entre voisins.

Mme X... crut bientôt que tout le monde s'occupait d'elle, qu'on la suivait, qu'on la montrait du doigt, que P... était l'auteur de toutes ces manœuvres hostiles, et qu'il avait intérêt à être renseigné sur toutes ses actions. Dans l'établissement où elle fut placée, la malade raconta à qui voulut l'entendre qu'elle était malheureuse d'être ainsi dépossédée de sa fortune et d'être, en outre, poursuivie par les incessantes méchancetés de P... le ravisseur de ses biens. « On lui lance secrètement les plus grossières injures, on lui reproche d'avoir tué son enfant. »

Au bout d'un an, Mme X.., s'imagina qu'elle était appelée à de grandes choses. « Elle était en rapport avec l'impératrice pour l'installation de vastes hôpitaux. La plupart des beaux monuments de Paris et de la province ont été conçus et exécutés d'après ses plans... elle est décorée. »

Le mari, d'un niveau intellectuel peu élevé, n'a jamais rien pu faire. Il a commencé d'abord par n'ajouter aucune foi aux allégations de sa femme, mais il s'est ensuite rendu « à l'évidence. »

Obs. X. — Mégalomanie. Hallucinations et illusions anciennes. Délire des persécutions. Idées de grandeur consécutives. (Foville, Délire des grandeurs.)

Dans cette observation, qui est des plus complètes, on voit de la manière la plus évidente, l'enchaînement successif dans lequel les hallucinations et les illusions ont engendré le délire des persécutions, et comment celui-ci à son tour a été le point de départ des idées de grandeur, accompagnées d'erreur sur la personnalité des personnes qui entourent la malade et sur la sienne propre, puisqu'elle se croit victime d'une substitution. Mlle X.., utilise, dans la systématisation de son délire, avec un art merveilleux les événements historiques les plus importants de l'époque où sa maladie a été la plus active. Congrès de 1856, rivalité de l'Autriche et de l'Italie, aspirations de celle-ci à l'indépendance, ambition des princes de Savoie, campagne de Magenta et de Solférino, toutes ces circonstances jouent un rôle dans le récit, y figurent à leur date réelle et concourent à l'ordonnance générale du roman de Mlle X... qui prétend être archiduchesse d'Autriche, reine d'Italie et duchesse de Solférino. Rien n'est laissé au hasard ni au caprice, tout est raisonné, ordonné, classé. Enfin il s'agit d'un enfant naturel, et ils nous paraît bien probable que cette circonstance n'est pas étrangère à la nature spéciale du délire de Mlle X.

Obs. XI. — Délire partiel systématisé. Hallucinations et idées de persécution. Délire des grandeurs consécutif. (Foville, loc. cit.)

Mme M... se croit la fille de Don Carlos ; les idées de grandeur qui tendent à prédominer aujourd'hui dans le délire de Mme M... sont consécutives aux hallucinations et aux persécutions. Elles résultent des efforts auxquels la malade s'est livrée pendant des années, pour s'expliquer les sensations et conceptions inexplicables et maladives auxquelles elle ne pouvait se soustraire. Ici encore, la pathogénie successive des conceptions délirantes est évidente et significative ; resteront-elles fixées à leur forme actuelle ou passeront-elles encore par d'autres développements progressifs ? C'est ce qu'il nous est impossible de prévoir dès aujourd'hui.

Obs. XII. — Persécuté avec idées de grandeur, devenant persécuteur. Excès de boissons longtemps continués et amenant l'alcoolisme chronique à forme hémianesthésique. (Cullère, Annales médico-psychologiques, 1875.)

A... âgé de 64 ans, est fils de cousins germains. Sa vie a toujours été celle d'un cultivateur laborieux et sobre. Veuf d'une première femme, il a épousé, il y a dix ans, sa servante ; mais ce ménage fut loin d'être heureux. La femme n'avait pas toutes les vertus; le mari commençait, très-vraisemblablement, à éprouver les premières atteintes de l'aliénation mentale, si bien qu'au bout de quelques années les époux furent séparés judiciairement.

Depuis cette époque, A... se croit en butte aux persécutions les plus singulières, causées par la physique. Des idées de grandeur viennent se joindre à ces premières conceptions délirantes et il devient à son tour un vrai persécuteur.

Il est difficile de connaître toutes les particularités du délire, car le malade est actuellement incapable de fournir des renseignements. Mais nous savons, cependant, qu'il se croit descendant d'un roi d'Angleterre, qu'il a douze millions qu'on lui retient injustement à Londres, et que, dans la ville qu'il habitait, il a causé de nombreux scandales en réclamant de grosses sommes à plusieurs personnes considérables, et en leur intentant des procès sans fondement.

Il y a un an, le malade, qui jusqu'alors avait vécu chez lui en conservant ses habitudes régulières, manifeste des idées d'empoisonnement. Dès lors, il ne prend plus ses repas chez lui, mais court les cabarets et fait de nombreux excès de boisson. Il boit du vin et va jusqu'à quatre bouteilles par jour. Le délire devient de plus en plus intense, les hallucinations se multiplient, une séquestration est nécessaire.

Tous ces renseignements nous sont fournis par un parent du malade, homme intelligent, digne de foi à tous égards. A son entrée, le malade nous raconte qu'on s'introduit la nuit, chez lui, par la physique, qu'on lui brûle la plante des pieds en répandant de l'arsenic sur le plancher; qu'on lui introduit du pétrole dans le corps pour l'enivrer, et que lorsqu'il est enivré, on le met dans un cercueil; on lui fait subir toute espèce d'épreuves douloureuses.

Il accuse aussi des hallucinations de la vue, de nature alcoolique : flammes, fantômes, animaux immondes, etc.

2 novembre 1874. Examen physique : il y a du tremblement de la langue et aussi des mains. Le malade accuse de la faiblesse du côté droit et une *sensation de froid*, tout le long de la cuisse du même côté. La main droite, exerce en effet, des pressions notablement plus faibles que la gauche. Le sensibilité du tact est au contraire diminuée. Sur le bras droit et dans une direction parallèle aux nerfs, les pointes de l'esthésiomètre ne donnent une double sensation qu'à une distance de 11 centimètres ; tandis que cette double sensation s'accuse à une distance de 6 centimètres du côté gauche.

Perpendiculairement à la direction des nerfs, il faut pour que les deux pointes soient senties à droite, un écartement de 6 centimètres, et à gauche de 4 centimètres seulement.

Au front, à gauche, les deux pointes sont senties à 2 centimètres de distance; à droite, pour le même écartement, le malade n'accuse qu'une seule sensation.

La sensibilité spéciale est également affaiblie à droite.

Odorat: la narine gauche reconnait immédiatement l'acide acétique et le camphre. La droite n'accuse aucune sensation au camphre, et seulement de l'irritation à l'acide acétique.

Goût : le côté gauche de la langue accuse immédiatement les sensations salées et amères (sel marin, extrait de coloquinte); le côté droit reste absolument insensible aux mêmes substances.

En un mot nous sommes en présence de la forme hémi-anesthésique de l'alcolisme chronique, mise en lumière par Magnan (1).

Les journées qui se succèdent sont assez calmes : de temps en temps le malade parle seul et semble avoir des hallucinations de l'ouïe ; mais les nuits sont très-mauvaises : on ne cesse de lui envoyer du pétrole par la physique ; on fait aussi passer des chats sous son lit. On trouve chez ce malade un délire, vraisemblable-

(1) Magnan. De l'alcoolisme. Paris, 1874.

ment très-ancien, composé d'idées de persécutions et de richesses. L'alcoolisme vient s'y ajouter et devient alors la chose la plus importante, tant au point de vue des manifestations délirantes, qu'il exagère, multiplie, mobilise, que par les complications physiques qu'il détermine, lesquelles revêtent un caractère de haute gravité.

Pour nous, nul doute que l'aliénation mentale n'ait précédé de longtemps les excès de boissons. Cela ressort des renseignements exacts et précis qui nous ont été fournis, et aussi de la physionomie du délire, aujourd'hui altérée et confuse, mais claire et parfaitement délimitée au début.

M. Legrand du Saulle, dans sa monographie du délire des persécutions, relate brièvement deux observations de délire ambitieux avec persécutions imaginaires. Un homme intelligent, exerçant une profession libérale, et que des épreuves pénibles et multipliées, jointes à une impressionnabilité excessive, ont jeté dans un état mental qui s'est traduit par trois accès aigus de folie mélancolique, a toujours cru, pendant ses accès, que ses persécuteurs avaient un but plus élevé que de torturer un malheureux comme lui, et qu'en réalité leur but était de renverser la dynastie napoléonienne. L'autre malade, placé dans des conditions analogues, après avoir fait, par écrit, le tableau éloquent de toutes ses souffrances morales et physiques, ajoute : « Vous attribuerez à l'hallucination de pareilles idées ; rien n'est plus vrai cependant ; le magnétisme occulte a été développé à ce point-là, et l'empereur s'en sert pour la plus grande gloire et le prestige de sa dynastie. »

Obs. XIII (personnelle). — Idées de persécution. Délire ambitieux consécutif. Hallucinations de l'ouïe et du goût, et de la sensibilité générales. Délire à deux. (1)

Marie D.., blanchisseuse, âgée de 48 ans, entre pour la troisième

(1) Cette observation et les trois suivantes ont été publiées par M. Magnan dans la Gazette médicale de Paris, année 1877.

fois en décembre 1876, à Sainte-Anne. Les premiers symptômes remontent à dix-huit ans, ils se rapportent à un legs imaginaire, que lui aurait fait, en mourant, un avoué qui l'avait séduite et rendue mère. Elle croit que la veuve et les parents du défunt ternissent sa réputation, veulent la dépouiller. Elle n'a point vu le testament, mais elle est persuadée que le legs existe : pourquoi? elle n'en sait rien ; il existe, voilà tout.

En 1859, elle est domestique chez un vicaire, elle remarque qu'on se moque d'elle dans la rue ; des voix l'accusent d'entretenir des relations avec les prêtres ; on marche sur sa robe, on la coudoie et réagissant déjà, elle soufflette un individu qui, en passant, l'aurait touchée du coude. Un jour, elle entre à l'église Saint-Roch, le curé qui prèche, dit à ce moment : « Ils n'osent pas le lui dire en face. » Elle s'imagine que c'est d'elle qu'il voulait parler ; elle reste préoccupée tout en continuant son service d'une manière régulière,

En 1861, elle se marie et installe une crêmerie. Voyant alors beaucoup plus de monde, les prétextes au délire deviennent plus nombreux ; les persécutions recommencent, elle trouve des figures singulières à ses clients ; ceux-ci lui rapportent des œufs gâtés, alors qu'elle leur a donné des œufs frais , il se moquent d'elle, etc.

Elle entretient son mari de ses vexations et le persuade de leur existence. En 1866, ils mangent un gâteau que leur avait envoyé un cousin ; à la suite ils ont une indigestion ; aussitôt ils accusent le cousin de tentative d'empoisonnement et font une plainte au commissaire. A partir de ce jour, ils délirent à deux.

En 1867, on l'injurie, on la menace, on l'accuse d'avoir tué son enfant ; elle se querelle et se bat avec son mari ; elle entre à la Salpêtrière et en sort améliorée après un séjour de trois mois ; elle est envoyée à l'asile de convalescence de Grenelle.

Au milieu de la nuit, la vierge lui apparaît. Les idées ambitieuses s'ajoutent au premier délire ; quant au mari, il ne franchit pas cette limite, il reste simple persécuté. De 1867 à 1871, les hallucinations continuent ; on l'appelle communarde, on veut l'empoisonner ; elle se lève à quatre heures du matin pour aller puiser de l'eau à la fontaine ; elle enferme sa cruche afin qu'on n'y jette rien.

Dieu lui apparaît et lui dit : « Tout ce que tu diras arrivera » Je suis donc prophète ? pense-t-elle.

Depuis ce moment surtout, elle fréquente les églises, elle prétend avoir annoncé tous les malheurs qui, depuis, sont survenus ; la guerre, la Commune, etc.

Elle prononce des discours publics, attaque le gouvernement de M. Thiers, invite les bons citoyens á régénérer le pays, s'élève contre les mauvaises mœurs, le concubinage, le libertinage, etc. Bref, elle fait du scandale, est arrêtée et conduite à Sainte-Anne en septembre 1871.

De 1871 à 1876, son délire continue ; mise en liberté en 1873, elle reprend ses occupations ; ses hallucinations ne cessent pas : son délire ambitieux persiste. En 1876, elle se rend à l'Elysée, profère des menaces et des injures contre le maréchal de Mac-Mahon, est arrêtée et ramenée à Sainte-Anne. A son arrivée, elle est trés-excitée et parle avec emphase et sur un ton de commandement. « Dieu est en colère contre son peuple, le crime déborde, les mœurs sont corrompues, malheur à qui traitera le prophète de fou.» Elle a écrit un manifeste aux fidèles, elle réclame des quêtes pour fonder des églises et signe ses lettres : *le Prophète.*

Le délire de persécution continue, les sœurs se moquent d'elle et disent: « C'est pour toujours dans les siècles des siècles; » elles continuent à lui faire du mal. Un jour elle voit un fichu rouge sur les épaules d'une malade, c'est un signe de sang « on veut lui trancher la tête », les sœurs la méprisent, bien qu'elle soit plus convenable que les autres malades.

Il existe des troubles de la sensibilité générale, des sensations pénibles dans les yeux, le nez, le front, des sensations voluptueuses.

Dans son lit, il y a des choses qui la piquent et l'empêchent de dormir ; le matin, des voix railleuses lui demandent si elle a passé une bonne nuit ; c'est, dit-elle, un supplice atroce ; elle injurie les sœurs qui lui font tout ce mal, elle les menace, mais ne s'est encore livrée à aucun acte de violence ; elle refuse souvent de manger par crainte de poison.

La sensibilité est obtuse à la face externe de la jambe ; elle ne sent qu'une seule piqûre à l'esthésiomètre avec un écartement de 11 centimètres, elle en sent deux avec un écartement de 12 centimètres ; à la face interne des jambes, elie ne sent qu'une piqûre avec un écartement de 8 centimètres ; quand ces deux chiffres sont dépassés, les deux piqûres sont perçues.

Aujourd'hui, elle est calme ; les bains, la vie régulière et paisible de l'asile ont contribué à cette amélioration.

Obs. XIV (personnelle). — Hallucinations de l'ouïe et du goût. Idées de persécutions. Mégalomanie consécutive. Troubles de la sensibilité générale.

Augustine L... âgée de 42 ans, cuisinière est entrée le 25 décembre 1876. Son père est alcoolique et hémiplégique ; une de ses sœurs est atteinte de délire des persécutions, cinq autres frères et deux sœurs sont en bonne santé. Le début remonte à 1867; de Cherbourg elle revient à Paris, comme bonne ; elle a des hallucinations de l'ouïe ; on se moque d'elle ; on prétend qu'elle a un enfant; elle entend à chaque instant : « Voilà la Madeleine », on l'accuse de médisance, de vol : on l'excite à la débauche ; elle change dix fois de maître, en deux ans.

En avril 1869, elle se marie ; son délire cesse quelque temps. Peu à peu de nouvelles préoccupations reparaissent, on l'accuse de se mal conduire, on veut troubler son ménage, elle fuit ses ennemis et change plusieurs fois de place. En novembre 1872, son mari meurt. Le délire devient chronique, avec tendance à des idées ambitieuses : elle croit que son mari a été empoisonné ; le pharmacien se moque d'elle; elle prétend qu'on jette, pour l'outrager, des têtes de maquereau sur son passage, devant sa porte ; on empoisonne son lait, son bouillon. Un jour une voix dit à côté d'elle : « Voilà la reine de France »; depuis ce moment elle se croit reine et accuse les prêtres de la persécuter pour garder le pouvoir ; ils la poussent à la débauche pour la rendre indigne de régner. Afin de fuir ses ennemis, elle va à Cherbourg, mais ses parents, ses amis, tout le monde lui fait des misères ; à l'église, partout, on dit du mal d'elle ; elle revient à Paris et entre à Sainte-Anne.

Obs. XV (personnelle). — Hallucinations de l'ouïe, du goût, de l'odorat, et troubles de la sensibilité générale. Idées hypochondriaques. Mégalomanie consécutive.

Emmanuel X..., 39 ans, appartient à une famille qui a payé un impôt terrible au délire des persécutions. Le père a succombé aux progrès d'une paralysie générale ; la mère jouit d'une bonne santé et d'une rare intelligence. Sur cinq frères, quatre sont atteints du délire des persécutions; le cinquième, qui est le troisième par l'âge, est bien portant et fort intelligent.

Depuis 1867, X... a des hallucinations de l'ouïe ; on le raille, on se moque de lui, on cherche à empêcher son mariage ; des images obscènes se présentent à ses yeux; ses boissons, ses aliments lui semblent gâtés; il a des sensations désagréables dans tout le corps, il sent des odeurs infectes, il croit qu'on le masturbe, etc. Il porte plainte au parquet (1870) contre ses ennemis; il poursuit l'interdiction de sa mère ; il se dit persécuté par les carbonari et devient hypochondriaque. On veut l'empoisonner, il craint la contagion de toutes les maladies, il crache et se mouche constamment pour se débarrasser le cerveau.

Plus tard, aux conceptions tristes s'ajoutent des idées ambitieuses; d'abord, il est parent de l'empereur, puis empereur lui-même et veut s'installer aux Tuileries.

Obs. XVI. — Hallucinations de l'ouïe. Idées de persécution. Mégalomanie consécutive. Idées de suicide.

Antoine X., frère du précédent, âgé de 36 ans, employé des postes, est sujet aux hallucinations de l'ouïe depuis 1869 : on l'accuse de vol, on veut le faire guillotiner; il croit entendre ces mots : « Il est pincé. » Il avait, à ce moment, une blennorrhagie, et soufflette un de ses collègues, qu'il accuse d'allusions blessantes. Il vient à Sainte-Anne, avec un grand couteau dans sa poche, pour se défendre contre ses ennemis. Il part ensuite pour Grenoble ; là, il prétend que les officiers le méprisent. Il les provoque en duel, et se plaint au général commandant de la place, par la lettre suivante :

« Grenoble, 9 février 1869.

« Monsieur,

« Je viens vous prier de vouloir bien me dire pourquoi messieurs les militaires de la garnison de Grenoble m'insultent quotidiennement.

« S'ils veulent se battre avec moi, il n'est pas nécessaire de faire tant de frais; j'attends à l'adresse, ci-dessous indiquée, que l'un d'eux veuille bien venir régler, avec moi, les conditions d'un combat.

J'ai l'honneur d'être, monsieur le général,
« Votre très-humble serviteur.
« Signé : X,..
« Rue Dauphine, n° 2. »

En 1870, pendant le siége, il reste à Paris, chez sa mère; il prétend que c'est une fausse guerre, un faux siége. Des idées ambitieuses commencent à germer dans son esprit. En 1874, il prétend être le fils de Henri de Bourbon et de l'impératrice de France; il répète à sa mère qu'il n'est que son enfant adoptif; il veut aller dans la province de Grenade pour se faire rendre ses biens.

En octobre 1874, il écrit la lettre suivante :

Paris, le 29 octobre 1874.

« A. M. Magnan, à Sainte-Anne.

« Si vous vous permettez de délivrer à qui que ce soit un certificat de maladie mentale ou autre pour moi, je vous enverrai au bagne avec celui auquel vous l'aurez délivré. Il faudra que vous alliez immédiatement à Charenton pour reconnaître que mon frère Emmanuel X... n'est pas fou et qu'il faut qu'il sorte.

« Prince Henri de Bourbon.

« Voici mon adresse : M. Antoine X..., rue de Rennes, n° , Paris.

« Je ne reçois personne. »

L'erreur de personnalité est illogique en apparence seulement; car tout en signant Henri de Bourbon, il ajoute au-dessous son vrai nom, qu'il considère comme faux, mais c'est celui sous lequel il est connu de tous.

Des idées de suicide apparaissent en dernier lieu : on veut le déshonorer : « Tous m'ont vendu morceau par morceau, pièce à pièce, afin que n'étant plus qu'un être inutile et dégradé, je me supprime. »

Obs. XVII (personnelle). Persécutions imaginaires. Hallucinations de l'ouïe. Idées de grandeur. Naissance illustre. Surdité.

Marie G.... âgée de 48 ans, sans profession, a été cruellement frappée, il y a dix ans, par la mort de son enfant qu'elle nourrissait. A la suite de ce douloureux événement, son caractère s'est modifié sensiblement. Elle est devenue très-irritable et s'emportait à tout propos. Vers cette même époque, elle a commencé à devenir sourde. Les idées de persécution se sont montrées bientôt. Pendant les journées de mai 1871, la vue des cadavres des gardes nationaux l'a beaucoup émue.

En 1872, elle va consulter des somnambules qui lui apprennent qu'elle a des droits au trône de France.

Elle devient, alors, la proie des tireuses decartes et des hommes d'affaires interlopes qui ne manquent pas d'exploiter sa crédulité.

En 1873, les idées de grandeur apparaissent: elle est de naissance illustre. C'est le journal qui lui aurait appris qu'elle a « du sang royal dans les veines. »

En 1874, la menstruation cesse de s'accomplir.

A la visite, elle nous conte qu'elle descend d'une famille royale, que son ancêtre est le roi *Le Preux*, qu'elle est alliée à la Belgique, à l'Inde et à l'Autriche. Son ancêtre le roi *Le Preux* étant venu en France, faire un voyage, a épousé une bourgeoise: elle est le fruit de cette union. Toutes les statues du château de Pierrefonds appartiennent à ses ancêtres. Elle refuse la responsabilité d'une si haute position et déclare qu'elle ne tient pas du tout au trône, sur lequel de grands intérêts veulent qu'on l'installe.

On lui a toujours fait des méchancetés, et pourtant elle n'a fait de mal à personne : — On veut l'empêcher de légitimer son enfant, afin de lui en substituer un autre qui serait roi.

Elle a un héritage de 25,000 fr. L'empereur Maximilien était son cousin.

Dans ces derniers temps, elle avait fabriqué, nous dit son amant, des petits drapeaux, blancs et verts, et donnait à ces objets une signification politique.

Elle désignait aussi quelques personnes auxquelles elle en voulait particulièrement, et manifestait le dessein de les frapper à la première occasion. Un jour, chez le boulanger de son quartier, elle se saisit d'une couronne de pain, la jette à terre, en disant qu'elle seule avait le droit d'avoir des couronnes. A plusieurs reprises, elle a tenté de se suicider avec son enfant.

On lui a proposé d'empoisonner son amant, afin qu'elle en prenne un autre. La reine des Belges est sa cousine, l'empereur d'Autriche, son cousin, ainsi que Maximilien. « Ce sont tous membres de ma famille. » — Ayant eu à l'un de ses repas une pomme dont les couleurs « vertes et rouges » lui annoncent que des élections vont avoir lieu, elle déclare qu'elle sait bien que ces élections ont pour but d'élire une *contre-reine*, mais elle ne le permettra pas.

OBS. XVIII (personnelle). — Délire des persécutions. Hallucinations de l'ouïe. Idées de grandeur. Faible niveau intellectuel.

Françoise P..., âgée de 53 ans, cuisinière, éprouve depuis 1869 des hallucinations de l'ouïe : c'est en patois qu'on s'adresse à elle. On écrit dans les journaux qu'elle a une maladie secrète. En 1869, elle adresse une réclamation au parquet. Mais, dit-elle, on ne l'a point fait appeler et sa lettre lui est revenue; mandée chez le commissaire de police, à l'effet de s'expliquer sur cette réclamation, elle déclare à ce magistrat qu'on la déshonore, qu'on la met sur les journaux malsains, où on l'accuse de vol, d'inconduite.

En 1870, deuxième réclamation, nouvel appel chez le commissaire de police. — Pourquoi, lui est-il demandé, adressez-vous encore cette réclamation ? — Afin qu'on me rembourse une somme de 700,000 fr. qui m'est due. On l'aurait renvoyée, dit-elle, après la guerre, pour examiner si sa réclamation était fondée.

En mai 1871, elle entendait dire dans la rue qu'elle était condamnée à un an de prison pour vol, mais elle n'est jamais allée en prison. — On disait aussi, autour d'elle, qu'il fallait la faire rester dans sa chambre, afin de pouvoir l'arrêter plus facilement. — Elle doit recevoir 1,800,000 fr. On la poursuit constamment..., on lui fait des misères..., on la rend malade..., on l'empêche d'obtenir la fortune qui lui est due. Les journaux s'entretiennent toujours d'elle.

OBS. XIX (personnelle). Idées de persécution. Hallucinations. Idées ambitieuses. Mission divine.

Marie B..., âgée de 33 ans, sans profession, a commencé à être bizarre, nous dit le mari, il y a sept ou huit ans. Elle croyait qu'on lui en voulait. Elle a deux enfants dont l'aîné a dix ans et le plus jeune trois ans : l'un et l'autre jouissent d'une santé excellente. Marie B... prétend qu'on fait courir, depuis longtemps, de faux bruits sur son compte. On l'insultait. Sa belle-mère prétendait qu'elle se conduisait mal. On la poussait à la débauche.

En 1875, le curé, pendant le sermon, prétendait qu'elle était la Sainte-Vierge, Notre-Dame de Lourdes.

A la visite, elle nous apprend qu'elle était la Sainte-Vierge à quatorze ans. Elle est Notre-Dame de Lourdes. Elle prétend aussi être la « République, » et c'est son portrait que l'on a gravé sur les pièces de monnaie. Quelques jours après, elle nous dit que c'est une maladie qui l'a rendue plus digne. Elle n'est pas mère de Dieu. La Sainte-Vierge est née sans la tache originelle. Elle doit régner, etc.

Obs. XX (personnelle). Persécutions imaginaires. Idées de grandeur.

Marguerite E... âgée de 39 ans, domestique, est en proie depuis cinq ans à des idées de persécution.

On la regarde comme une moucharde, on l'injurie, « on lui donne des idées, même sans parler. »

Dès 1874, elle se dit appelée à placer le prince impérial sur le trône. Elle veut soutenir Napoléon IV. « C'est naturel chez moi. » L'impératrice et le prince impérial sont à l'hôtel du Louvre. Elle a écrit une lettre au Maréchal de Mac-Mahon, pour l'engager à replacer le prince impérial sur le trône.

Elle chante le *Te Deum* pour le bonheur de la France et se fait arrêter faisant scandale et chantant des cantiques, à l'église Notre-Dame. Nous la voyons à la visite du 27 Novembre 1877; elle nous apprend que Napoléon IV va l'appeler. Elle règnera, mais elle veut la revanche contre l'Allemagne.

Elle dira son fait à la Gauche de la Chambre des députés et au Centre. La Droite peut compter sur son appui. C'est pour cela qu'elle est allée à Notre-Dame ; elle a fait des signes au prêtre qui officiait.

Nous croyons devoir reproduire la lettre suivante qu'elle adressait au maréchal de Mac-Mahon.

« Son excellence M. le maréchal de Mac-Mahon, veuillez agréer ma demande ; je suis toujours sur la même idée et la même opinion. Donnez-moi un cheval, une selle et un costume pour l'Alsace et la Lorraine le plus vite possible. On me dit folle ! Non, son excellence, j'ai bien toujours ma raison. Je suis, en attendant, votre humble servante.

« Marguerite E. »

« Réponse de suite, s'il vous plaît. »

« Mon adresse est à la maison de santé de Sainte-Anne.»

Obs. XXI (personnelle). Délire des persécutions. Idées de grandeur. Hallucinations multiples.

D... Jeanne, âgée de 38 ans, ancienne commerçante, prétend qu'on lui en veut... Elle sait bien qu'on lui fait des misères... qu'on répand des cancans sur son compte. Cette malade offre cette particularité d'éprouver des hallucinations visuelles. Il est vrai de dire que le certificat mentionne des accidents hystériques anciens (1). Toujours est-il qu'elle apercevait des morts, nous dit-elle.

Jeanne D... a écrit au Président de la République, pour lui faire part de ses inspirations.

Elle entendait des petits coups — C'était Dieu qui l'inspirait.

« Je suis sous le coup d'une intrigue royale », nous dit-elle à son entrée. Elle entendait des craquements dans les tableaux, les meubles, etc., éprouvait des bouillonnements dans le corps, des serrements d'estomac, se sentait soulever dans les airs, montait et descendait tour à tour.

Le 27 novembre 1877, Jeanne D... est légèrement excitée ; la veille elle a chanté toute la journée et croit que le Président l'a entendue. « Elle s'est ralliée à Dieu »; mais elle est toujours sous le coup d'une intrigue royale. Elle entend des voix amies et ennemies ; ces voix l'empêchent de dormir. Elle se plaint de secousses par tou le corps.

Elle doit écrire, le lendemain, au Président.

Obs. XXII (personnelle). Idées de persécution. Hallucinations de l'ouïe, de la sensibilité générale, de l'odorat. Idées de grandeur.

Charlotte G... âgée de 44 ans, rentière, a des hallucinations de l'ouïe depuis six mois..., mais on la poursuit déjà depuis trois ans; c'est un piége qu'on veut lui tendre... Elle déménage à plusieurs reprises, afin d'échapper aux personnes qui s'acharnent après elle. C'est la *clique* qui la poursuit. Chez elle, on réussissait à faire arriver, jusque sur ses effets et tout son corps, de la poudre de savon. le plafond en répandait à profusion, puis c'était de l'urine...

(1) Sur 58 femmes persécutées, M. le professeur Lasègue, n'a trouvé que deux fois des hallucinations de la vue, et dans ces deux cas, on avait affaire à des femmes ayant présenté des accidents hystériques.

Lasse de déménager sans dérouter ses ennemis, elle quitte brusquement Bruxelles, sa ville natale, arrive à Paris. Dans l'hôtel où elle descend « tout lui paraît louche », au bout de deux jours. Elle s'adresse au commissaire de police pour demander une maison où elle serait tranquille. On l'arrête et le surlendemain nous la trouvons à Sainte-Anne... Au milieu du récit qu'elle nous fait de ses souffrances, nous constatons des idées ambitieuses simplement ébauchées. Sa mère, dit-elle, a travaillé chez les princes de L...On disait qu'elle descendait de cette famille.

A l'asile, elle se montre soupçonneuse, taciturne. Elle a trouvé une arète de poisson dans sa soupe et « se doute bien pourquoi cette arète se trouvait là. » Elle demande sa liberté instamment.

Le 20 novembre elle accuse des troubles de la sensibilité générale : on dit qu'elle est de cristal, qu'elle va se briser.

Obs. XXIII (personnelle). Délire ancien systématisé. Hallucinations d l'ouïe. Idées ambitieuses.

R... Françoise, âgée de 27 ans, couturière, a une tante névropathique. Les idées de persécution ont commencé, nous dit la mère, il y a trois ans.

A cette époque, son mari l'a abandonnée ; elle avait toujours été fort malheureuse avec lui. Françoise D... a deux sœurs, qui n'ont jamais rien présenté d'analogue à ce qu'elle éprouve. A Puteaux, on la regarde de travers... Elle doit épouser un baron anglais, puis le prince impérial... les trois puissances sont venues lui annoncer le mariage. « On lui a mis le prince impérial sur les bras. » C'est le baron qui est cause qu'elle se souvient de cela. Quand elle s'est mariée, à l'âge de 16 ans, elle a dit à sa mère qu'elle devait se marier avec un monsieur, « mais elle ne savait pas, à ce moment, lui parler du prince impérial.»

A la visite du 16 décembre 1877, elle pleure, nous dit qu'elle voit bien qu'on veut mettre quelqu'un à sa place. Le maréchal de Mac-Mahon devait la reconnaître pour sa fille, le baron aussi.

Obs. XXIV (personnelle). Hallucinations. Idées de persécution. Idées de grandeur. Tentative de suicide.

F... Louise, âgée de 59 ans, sans profession, a tous ses parents contre elle... on se moque d'elle. . elle entend rire... « Ils veulent lui enlever sa part d'héritage. » Il y a, dit-elle, une grande fortune à recevoir. Louise C... nie toute tentative de suicide. Cependant le certificat d'entrée note le fait.

Elle prétend que le nom d'une autre personne a été mis sur son contrat de mariage. On parle de sa fortune et on rit d'elle, parce qu'elle en est dépouillée. D'après les renseignements du mari, Louise F.., serait malade depuis six mois. Le début a été une frayeur ; on l'avait réellement menacée des agents de police. Depuis lors, la nuit, elle entendait les agents monter chez elle.

Obs. XXV (personnelle). Hallucinations de l'ouïe. Persécutions imaginaires. Idées de grandeur. Demi-imbécillité.

M. Joseph... âgée de 26 ans, portefeuilliste, a perdu sa mère, il y a huit ans ; elle est morte de phthisie pulmonaire. Son père est mort dans un asile d'aliénés. Il a un frère âgé de 18 ans, qui a été élevé à la campagne chez une tante, mais il n'a guère entendu parler de lui, et ne peut, par conséquent, fournir aucun renseignement précis sur la santé de son frère.

Joseph M... est assez bien développé physiquement, les membres seulement sont grêles. La physionomie n'est pas dépourvue d'intelligence.

Ce malade, qui a des habitudes de pédérastie dont il ne se défend pas du reste, a reçu quelque instruction.

Depuis deux ans, nous apprend-il à la visite du 5 décembre 1877, on le poursuit dans la rue en le traitant d'une façon ordurière. « Voilà le s. . qui passe... Ah ! nous y arriverons ! nous y arriverons !..

Il y a un an environ, il s'est aperçu qu'on disait en le voyant : « C'est le fils de Henri V. — Non, c'est le fils de Henri Rochefort. »

Joseph M... est un enthousiaste admirateur d'une grande tragédienne qu'il a eu l'occasion de voir jouer plusieurs fois. Sa vocation, nous dit-il, est d'être acteur. On aurait pu faire de lui un artiste du plus grand talent. Il s'étend avec complaisance sur les pièces de théâtre, critique l'emploi de certains premiers rôles, les différents tableaux et entreprend de nous montrer comment il modifierait tel détail scénique, etc., etc.

Le choix des costumes, au point de vue historique, le préoccuperait surtout... Il cite des pièces qui n'ont échoué que pour n'avoir pas été bien présentées au public. Pour lui on ne prodigue pas assez les joyaux, les étoffes chatoyantes sur la scène.

Au sortir de l'asile, il se rendra chez Mme X..., l'artiste dont nous avons parlé, lui demandera de le regarder comme son fils ; si elle ne veut pas, il quittera la France, ira en Amérique, et là, il pourra se livrer librement à la carrière du théâtre.

Il prétend que sa mère, qu'il soupçonne du reste de n'avoir été que sa mère adoptive, ne l'aimait pas et lui préférait son jeune frère.

On dit encore qu'il est petit-fils du vice-roi d'Egyple ; en tous les cas, il veut découvrir ce qu'il y a contre lui. Il y a quelque temps Joseph M.... a eu de fortes coliques et s'est cru empoisonné.

Il nous déclare avec feu « qu'il n'a jamais approché une femme » ; mais, pendant son sommeil, on amenait des femmes et on se servait de lui. Un filtre qu'on lui avait donné le livrait aux pratiques infâmes de ses ennemis. Joseph M... s'excite dans son récit, parle avec une grande animation des femmes poignardées sur son lit après avoir servi à l'accomplissement de ces actes honteux ; leur sang était recueilli et devait servir de breuvage, de filtre pour former des artistes. Tout cela l'indigne et « ça ne peut pas durer. »

Obs. XXVI (personnelle). Idées de persécution. Idées de graudeur. Dissimulation d'identité,

Jean-Paul C.., âgée de 25 ans, sans profession, d'origine polonaise, a été déjà traité à l'Asile de Marseille, en 1872. Après avoir servi pendant la guerre de 1870, dans la légion étrangère, assisté aux combats qui ont eu lieu autour d'Orléans, il fut envoyé en Algérie où il commença à tenir des propos singuliers. Il se disait Jean Ier, roi de Pologne. Il paraît probable qu'il a eu avant ces idées ambitieuses des idées de persécutions.

Quoi qu'il en soit, après un séjour assez court à l'asile de Marseille, il, obtient sa sortie... entreprend de parcourir la Suisse et l'Allemagne.

Nous le voyons à Sainte-Anne au mois de novembre 1877, après une démarche faite près du maréchal de Mac-Mahon, à l'Elysée, etc.

C... Jean-Paul, est un homme vigoureusement constitué, à la physionomie intelligente et d'une tenue fort convenable. Il nous apprend, tout d'abord, qu'il n'est pas Jean-Paul C... et qu'il refusera, dorénavant, de répondre à ce nom. En effet, après avoir été Jean Ier, de Pologne, il est maintenant Louis XIV de Bourbon; c'est la qualité qu'il s'attribuait sur la carte remise par lui au palais de l'Elysée. Il est mort dans sa première personnification de Jean Ier, est ressuscité Louis XIV, et est sorti de son tombeau de Saint-Denis. C'est Dieu qui lui a envoyé son fluide. Il est seulement l'esprit de Louis XIV et n'a de Jean-Paul C... que l'enveloppe matérielle. Comme il nous voit rire à cette étrange allégation : « Il n'y a rien de risible là-dedans. » Nous lui faisons remarquer qu'il — y a au moins quelque chose d'étrange... « Mais, répond-il, ce n'était pas moins étrange, quand on entendit Denis Papin parler de la vapeur, Francklin des paratonnerres. — — Qu'avez-vous fait pour être amené à Sainte-Anne ? — Oui, parlez-en...; autrefois nous avions les lettres de cachet, aujourd'hui nous avons les maisons de fous pour se débarrasser des personnes gênantes. —

Pour chacun des deux rôles qu'il a été appelé à remplir, Dieu lui est apparu quelques jours avant, dans toute sa majesté, sous la forme d'un vieillard à barbe blanche en lui disant : Tu seras Jean Ier, roi de Pologne.., tu seras Louis XIV. Sa mission remplie, il redevient Jean-Paul C...

Sur la recommandation qui lui est faite de s'occuper au jardin : « Voyons, ce n'est pas sérieux de proposer une chose pareille à Louis XIV. — Les souverains, ne dédaignent souvent pas, lui est-il répondu, de s'occuper de cette façon.— Qu'on me mène dans mon palais de Versailles et je m'occuperai sans doute de mes jardins, car je n'ignore pas que Cincinnatus labourait son champ, mais c'était son champ.

Nous croyons devoir reproduire ici la lettre que Jean-Paul C.., adresse à M. Magnan.

« Monsieur le Docteur.

« Je vais avoir le plaisir de vous faire quelques observations ; si comme je me plais à le croire, vous n'êtes pas de parti pris mon ennemi, vous comprendrez leur justesse. On m'accuse d'être fou, on m'enferme dans une maison de santé ; sous ce prétexte futile, on m'enpêche de remplir la mission dont je suis chargé et d'où dépend le salut de la France ; soit : les hommes qui mettent les difficultés entre moi et le but que je veux atteindre seront seuls responsables des malheurs qui en seront la conséquence ; seuls, eux et les premiers ils seront les victimes de leur aveuglement. Je leur suis nuisible ; je les entrave dans leurs plans ; cela peut être juste, car si leur dignité, leur honneur et leurs intérêts étaient mieux compris par eux-mêmes, cela ne serait pas. Pourquoi, puisqu'ils veulent se débarrasser de moi, n'agissent-ils pas en hommes francs et loyaux. Supprimer un homme est chose si difficile ! Une hache ! comme à la Tour de Londres, une guillotine comme sur la place de la Concorde ! Douze fusils comme à Queretaro ! leur suffiraient pour me faire passer de vie à trépas. Ils seraient dès lors tranquilles ; je serais dans l'impossibilité de leur nuire. Pourquoi me soumettre à cette mort lente, à cette torture qu'on nomme la réclusion. Je veux bien admettre pour un moment que ma vie leur est chère, mais qu'ils croient que le moment n'est pas venu d'accomplir ma mission. Alors, pourquoi me priver d'air ? Pourquoi m'enfermer dans une salle, où l'on vicie l'air, par un grand nombre d'organes respiratoires? C'est insuffisant à des poumons habitués au grand air des déserts de l'Afrique et des steppes de l'Ukraine. Est-il juste de priver de mouvement un homme qui a toujours été habitué à en faire beaucoup, à un homme sanguin qui a besoin d'exercice pour vivre ? Jamais de ma vie je n'ai su ce qu'étaient les maladies. Il y a vingt-deux jours que je suis ici et il n'y a pas de jour où l'air surchauffé des calorifères ne me donne le mal de tête. Donnez-moi de l'air, du mouvement, et vous ne ferez que me donner ce qu'on ne refuse pas aux assassins dans les bagnes de la Nouvelle-Calédonie. Je veux bien croire que vous m'avez compris, que vous finirez par comprendre que je suis un de ces hommes trempés à l'*ancienne* qu'on ne saurait abattre *moralement*, Chez moi, pour abattre le moral, il faut tuer le physique. Je veux bien croire, dis-je, que vous n'êtes pas mon ennemi personnel et que vous ferez droit à mes justes réclamations.

« Agréez, Monsieur le Docteur, l'assurance de ma considération distinguée.

« Louis XIV de Bourbon. »

Dans une autre lettre Jean-Paul C... explique sa résurrection qui est, tout bonnement, dit-il, une chose miraculeuse. Dieu l'a touché de son doigt, à plusieurs reprises. Après s'être longuement étendu sur la morale, la politique, le rôle de la France, que lui seul peut servir, il prie M. Magnan de transmettre au maréchal de Mac-

Mahon ses desseins sur l'avenir du pays. En retour de ce service, il promet à son médecin qu'il lui ouvrira le paradis et il signe toujours Louis XIV de Bourbon.

Du reste, chaque fois qu'il est appelé sous le nom de Jean-Paul C..., il refuse de répondre, il faut le nommer Louis XIV. A la visite du 3 décembre, Jean-Paul C... nous raconte que Dieu l'a averti que le Maréchal voulait le faire empoisonner. Mais il ne doit pas s'inquiéter, c'est par ordre supérieur ; il voit que le maréchal le craint.

Le 16 décembre il n'a pas voulu manger, car Dieu l'a prévenu qu'on voulait l'empoisonner.

Obs. XXVII (personnelle). Persécutions imaginaires. Idées ambitieuses. Crétineux. Demi-imbécillité.

B... Henri, 37 ans, cultivateur du Jura, a les apparences d'un demi-crétin. Il n'a pas de goître; mais la face est large, les arcades orbitaires sont très-écartées, le nez est écrasé, les dents sont larges et carrées, les mains sont larges et courtes ; la peau de la face est ridée, les lèvres sont très-grosses.

B... a quitté, dans le courant du mois de décembre 1877, son village pour venir à Paris, réclamer au président de la République une récompense pour l'invention du mouvement perpétuel. Il est arrêté au palais de l'Elysée.

A la visite du 11 décembre, il nous donne des détails sur son invention, où le cric, dit-il joue le principal rôle. Il décrit d'une façon bizarre, un système d'engrenage, etc., etc. Il nous en promet un dessin, qui ne nous éclaire pas beaucoup plus que son exposé.

Il a déjà écrit, nous dit-il, il y a un an, au ministre de l'Agriculture, pour l'avertir qu'il tenait le secret du mouvement perpétuel, et que, si un autre que lui venait à se l'attribuer, c'est qu'on lui aurait dérobé son invention. B... se défie, en effet, depuis longtemps de ses voisins, au pays. Il sait qu'on lui en veut depuis longtemps. L'ouvrier chargé par lui d'exécuter son système n'a reçu, nous dit-il, que pièce par pièce, tout ce qui compose sa mécanique, car il avait peur que l'ouvrier s'emparât de l'invention. Il a même un procès à ce sujet avec l'ouvrier, qu'il accuse de ne pas s'être acquitté de l'exécution, dans le but de le faire plus tard à à son profit.

Voici la lettre qu'il adresse, de l'Asile, à une jeune fille de son village ; il nous a confié n'avoir jamais été bien reçu par cette jeune personne, à laquelle il a fait la cour longtemps sans succès.

« Mademoiselle,

« Je viens vous exprimer le regret que j'ai de vous laisser conduire par nos ennemis, et surtout par M. le curé de M..., de qui j'ai tâché de respecter la dignité jusqu'ici ; mais à présent, je voudrais que ma plume sache le faire connaître, car s'il n'était pas complice, je crois que le mal ne serait pas si grand, car plus le procès s'est prolongé, plus il est devenu impitoyable ; vous avez toujours été de leur côté, sans quoi nous serions unis, et nous jouirions de l'honneur et de l'aisance, au lieu que par votre trop grande docilité et votre obéissance aveugle, vous vous rendez involontairement complice de mon déshonneur, et vous savez si je le mérite; car pour moi, je crois qu'il s'est laissé séduire par nos ennemis, et par l'appât de l'argent, qu'il recherche tant ; le monde en est témoin, je crois que c'est par ses intrigues qu'il m'a fait réduire ici.

« Votre cœur, mademoiselle, n'est-il pas ému des maux qui nous arrivent ? Chez nous, qui avons crédit et confiance, j'ai été obligé de passer une obligation pour avoir des fonds pour venir à Paris ; mais cette obligation est-elle fausse ou vraie ? N'a-t-on pas vendu ou aliéné mes biens en général ?

« Je me recommande à M. le ministre de la Justice, à cet égard, car je n'ai pas prétendu faire autre chose qu'une obligation loyale et légale. La distance qui nous sépare ne peut pas vous faire oublier à mon cœur, qui vous a toujours aimée, vous aime encore, et que la mort ne pourra détruire les amitiés que j'ai pour vous. Puissent vos affections être les mêmes ; elles conduiraient mon procès à bonne fin, et notre union en serait l'heureux résultat.

« Recevez, s'il vous plaît, Mademoiselle, les sincères salutations de votre dévoué serviteur.

« Henri-B... »

Obs. XXVIII (personnelle). Persécutions imaginaires. Hallucinations de l'ouïe et de la sensibilité générale. Idées ambitieuses. Demi-imbécillité.

Blaise C..., 50 ans, maroquinier, se dit tourmenté par des voix depuis deux ans environ. Il entend dire « Colas ! Colas ! La nuit, il sentait qu'on le balançait dans son lit. Il doit hériter d'une grande fortune; il aura un million à manger par jour, nous dit-il. C'est le maréchal de Mac-Mahon et aussi le maréchal Canrobert qui jouissent de ses revenus. Il était porté pour être député par l'Europe et le département de la Nièvre. Il est maréchal de France. Les journaux le disent. (Il ne sait pas lire.) La nuit on vient *taper* dans son corridor pour lui faire peur.

Il a été condamné pour participation à la Commune. Il est resté cinq mois à Brest, sur les pontons, mais il n'éprouvait rien à ce moment.

Le diable lui aurait donné un chapeau magique, mais son père étant mort, c'est son frère qui est le bon Dieu et qui a le chapeau magique. Propos incohérents.



Paris. — A. Parent, imprimeur de la Faculté de Médecine, rue M.-le-Prince, 29-31.

www.ingramcontent.com/pod-product-compliance
Ingram Content Group UK Ltd.
Pitfield, Milton Keynes, MK11 3LW, UK
UKHW021056270726
13967UKWH00012B/1961